Delia Luisa Sánchez Pacheco
Carlos Manuel González Brizuela
Alina Márquez Chacón

Imunoterapia Sublingual Específica Do Alergénio

Delia Luisa Sánchez Pacheco
Carlos Manuel González Brizuela
Alina Márquez Chacón

Imunoterapia Sublingual Específica Do Alergénio

Aplicação baseada em ácaros na asma brônquica

Imprint
Any brand names and product names mentioned in this book are subject to trademark, brand or patent protection and are trademarks or registered trademarks of their respective holders. The use of brand names, product names, common names, trade names, product descriptions etc. even without a particular marking in this work is in no way to be construed to mean that such names may be regarded as unrestricted in respect of trademark and brand protection legislation and could thus be used by anyone.

Cover image: www.ingimage.com

This book is a translation from the original published under ISBN 978-613-9-43863-1.

Publisher:
Sciencia Scripts
is a trademark of
Dodo Books Indian Ocean Ltd. and OmniScriptum S.R.L publishing group

120 High Road, East Finchley, London, N2 9ED, United Kingdom
Str. Armeneasca 28/1, office 1, Chisinau MD-2012, Republic of Moldova, Europe
Printed at: see last page
ISBN: 978-620-8-22665-7

RESUMO

*Trata-se de um estudo epidemiológico, observacional, analítico de caso-controlo para identificar variações na eficácia da imunoterapia sublingual alérgeno-específica com ácaros em pacientes asmáticos persistentes que frequentaram o Serviço de Alergologia do Hospital Clínico Provincial "Saturnino Lora" na província de Santiago de Cuba, no período de janeiro de 2022 a 2024. O universo é constituído por todos os doentes que frequentaram a consulta externa do Serviço de Alergologia e cumpriram os critérios de inclusão e exclusão estabelecidos. Para a seleção da amostra, foi utilizada uma amostragem aleatória simples, formando dois grupos: estudo e controlo, **com** um total de 132 doentes participantes no estudo. O grupo de estudo utilizou imunoterapia sublingual com ácaros como parte do tratamento, 44 doentes, e o grupo de controlo utilizou apenas tratamento farmacológico, 88 doentes. Os dados foram processados no sistema estatístico SPSS versão 11.5 para Windows, apresentados em tabelas e gráficos, e foram utilizadas medidas-resumo. Para identificar a associação estatisticamente significativa, foi utilizado o teste do Qui-quadrado de homogeneidade. Conclui-se que a imunoterapia sublingual produz variações que responderam a uma diminuição da sintomatologia, redução das idas aos serviços de emergência médica, menor utilização de medicação de resgate e de controlo, diminuição da eosinofilia nasal; apresentaram também menor absentismo laboral e apenas foram reportadas reacções adversas locais, o que influenciou positivamente o controlo e a melhoria da qualidade de vida destes doentes.*

ÍNDICE

INTRODUÇÃO

A imunoterapia consiste na administração de doses crescentes de um extrato alergénico ligado ao processo alérgico, com o objetivo de alcançar tolerância clínica e imunológica.[1-4] Embora controversa e debatida, continua a ser a única cura potencial para algumas doenças alérgicas, como a rinoconjuntivite, a asma e as picadas de himenópteros.[2, 3] As recomendações dos organismos profissionais variam entre a aceitação cautelosa (Weeke 1991) e a rejeição total (Henry 1990).[5, 6]
As origens da imunoterapia remontam aos primeiros estudos de imunização realizados por Pasteur e Edward Jenner em 1796, que extraíram pus da mão de uma leiteira que tinha contraído varíola e inocularam um menino de oito anos, que desenvolveu sintomas locais ligeiros, cerca de um mês e meio depois foi inoculado com a temida doença e não sofreu, demonstrando assim a proteção oferecida pela vacina; Outros estudos levaram também ao desenvolvimento de vacinas altamente eficazes que praticamente erradicaram uma vasta gama de doenças, incluindo a varíola, a poliomielite, a febre amarela, a difteria, o tétano e a tosse convulsa.[7- 10]

A imunoterapia para o tratamento das doenças alérgicas baseia-se nos trabalhos de Noon e Freeman, que, em 1911, tentaram imunizar os doentes com febre dos fenos com erva (toxina do pólen) através de injecções subcutâneas em série de extrato de pólen de erva, calculado com base no peso (unidades Noon). Na sua opinião, o mecanismo de ação consistia na produção de uma antitoxina contra uma toxina do pólen, introduzindo assim a imunoterapia sazonal.[6, 7]

Freeman, em 1914, publicou o primeiro ensaio de imunoterapia em 84 pacientes tratados com pólen de gramíneas e relatou imunidade adquirida pelo menos um ano após a interrupção do tratamento[7, 8].

Em 1921, Prausnitz e Kustner descobriram um determinado fator sérico que transferia as reacções alérgicas inflamatórias e de pápula de um indivíduo para outro.[9-12] Seguiram-se investigadores como Cooke e Coca, que em 1923 introduziram o termo atopia e relataram a presença de anticorpos a que chamaram "reaginas", demonstrando ainda que os doentes tratados com injecções de alergénios desenvolviam subsequentemente anticorpos bloqueadores com a capacidade de inibir a reação de transferência passiva. Este anticorpo foi mais tarde demonstrado como sendo uma imunoglobulina G.[13-16]

A descoberta, em 1967, por Ishizaka e Johansson[6], da imunoglobulina IgE como reagina, acima descrita, estabelece o seu papel fundamental na inflamação das doenças alérgicas. A importância da IgE específica no diagnóstico por testes cutâneos e determinações in vitro e a sua neutralização por imunoterapia. Estas investigações permitiram definir atualmente a alergia como uma reação de hipersensibilidade iniciada por mecanismos imunológicos e mediada por anticorpos ou células[7, 17-21].

A imunoterapia específica é um dos pilares do tratamento da alergia respiratória, a par do tratamento farmacológico e da evicção de alergénios, e há muito que é um tratamento controverso para a asma.[2, 6, 7] Desde a sua introdução há um século (1911),[6] tem sido administrada por via subcutânea, considerada a via convencional de administração, mas nas últimas duas décadas, a via sublingual tem sido gradualmente introduzida na prática clínica, com o principal objetivo de melhorar a segurança e a comodidade.[4-7]

A eficácia da imunoterapia sublingual foi demonstrada em numerosos ensaios clínicos e confirmada por várias meta-análises.[1, 3-8] Apesar de alguns aspectos ainda por esclarecer, é considerada uma opção terapêutica adequada e é amplamente utilizada na Europa e noutros países de diferentes latitudes geográficas.[4, 6, 8, 22-25]

Abramson et al., em 1995, publicaram a primeira meta-análise sobre a eficácia da imunoterapia alergénio-específica no tratamento da asma e, em 1999, relataram a sua última meta-análise sobre Imunoterapia, que incluiu 62 artigos publicados entre 1954 e 1998, com resultados irrefutáveis sobre o assunto.[5-11]

Os testes cutâneos foram descritos pela primeira vez em 1873 por Blackley e constituem a base da imunoterapia específica, seguidos por

Von Pirquet, Noon e Freeman, Cooke com a escarificação, a raspagem e, mais recentemente, pelo próprio Pepys em 1970 com a técnica do prick test modificada.[4, 10, 26 - 30]

No nosso país, a prática da Alergologia começou na década de 1940, exercida por cerca de vinte médicos, nem todos alergologistas. Em 1949, foi fundada a Sociedade Cubana de Alergia e, em 1960, iniciou-se a produção de vacinas a partir de poeiras domésticas, mas só em 1967 é que o Dr. Fernández de Castro propôs a utilização de vacinas bacterianas com microrganismos do nosso meio ambiente.[8, 31-35]

Em 4 de maio de 1973, formaram-se os primeiros 6 especialistas em alergologia do nosso país, sendo um dos temas de tese "Hipossensibilização sublingual".[8, 33, 36, 37]

Em 1992, foi fundado o Centro Nacional de Biopreparações (BIOCEN) que, desde 2002, produz extractos alergénicos para diagnóstico por punção e, desde 2005, para vacinas terapêuticas (imunoterapia), registados como VALERGEN® , o único fabricante à escala industrial deste tipo de produtos em Cuba e os primeiros produtos alergénicos normalizados registados na América Latina.

Em 2007, começou a ser distribuído na rede nacional de medicamentos e, em 2008, foi oficialmente incluído na lista básica de medicamentos[37-40].

Trata-se de produtos normalizados em unidades biológicas das espécies de ácaros mais comuns no ambiente tropical e subtropical, com uma apresentação liofilizada que garante a estabilidade absoluta do produto na sua composição e potência, incluindo os ácaros dermatophagoides pteronyssinus, dermatophagoides siboney e blomia tropicalis, muito utilizados nos nossos serviços alergológicos.[39,40]

A imunoterapia sublingual induz modificações profundas na resposta imunitária aos alergénios, envolvendo células T reguladoras, citocinas e células efectoras.[29, 30] Este complexo mecanismo de ação resulta numa redução dos fenómenos inflamatórios nos órgãos-alvo, com uma ação multi-orgânica, duradoura, preventiva, clínica e indutora de tolerância imunológica.[1-3, 12, 13, 17, 21]

Foi proposto que, durante a imunoterapia sublingual, as células de Langerhans (dendríticas) capturam o alergénio na mucosa oral, onde expressam naturalmente receptores de alta e baixa afinidade para a imunoglobulina E e produzem IL-10 e TGF-β, actuando assim na produção de células T. Subsequentemente, estas células amadurecem e migram para os gânglios linfáticos proximais. Estes gânglios linfáticos locais podem favorecer a produção de anticorpos IgG bloqueadores e a indução de linfócitos supressores.[11, 12, 21, 23-25]

As alterações induzidas na resposta imunitária dão origem a propriedades especiais não partilhadas pelos fármacos, como o efeito preventivo e a persistência a longo prazo dos benefícios clínicos após a interrupção da imunoterapia, sugerindo assim a modificação do curso natural da doença no que diz respeito ao efeito protetor contra o desenvolvimento de novas sensibilizações.[2, 4, 8, 31-34]

A eficácia da imunoterapia oromucosa tem sido discutida desde há alguns anos. Nos últimos dois anos, foram publicados vários estudos que apoiam a sua utilidade no tratamento da rinoconjuntivite e da asma brônquica de causa alérgica, tanto em crianças como em adultos. O extrato alergénico é administrado por via sublingual durante um ou dois minutos e depois engolido, para que uma parte do extrato seja também absorvida pelo estômago.[5-7, 31, 32]

O facto de a imunoterapia sublingual exigir que o extrato seja engolido para ser eficaz indica que o sistema imunitário do sistema digestivo também desempenha um papel importante.[31-33]

Os alergénios são administrados para absorção através da superfície da mucosa oral, que é considerada imunologicamente privilegiada por estar em constante contacto com inúmeros antigénios provenientes dos alimentos, da flora comensal e de vários microrganismos patogénicos que entram em contacto a este nível, induzindo assim uma forma de tolerância imunológica especial, diminuindo a resposta efectora local.[20, 23-26, 34]

O alvo da imunoterapia deve ser de controlo e específico:

- **Controlo (global):** A imunoterapia faz parte do tratamento da alergia como fator etiológico, mas deve ser complementada por um controlo ambiental adequado e por um tratamento preventivo e sintomático apropriado.

- **Particular:** Todas as medidas de controlo ambiental e os tratamentos preventivos e sintomáticos devem ser adaptados às necessidades de cada doente em cada fase do processo. [18, 29, 31-35]

A imunoterapia sublingual abre novos caminhos para melhorar o tratamento da asma e a qualidade de vida dos doentes, está a ser desenvolvida para aumentar a segurança e a adesão ao tratamento e está a tornar-se cada vez mais potente, com base em dados experimentais. Foi aceite pela Organização Mundial de Saúde (OMS) e pela EAACI/ESPACI como uma alternativa viável. [11, 29, 30-35] Tem sido amplamente utilizada nos últimos cinco anos em diferentes países como Itália, China, Japão, Reino Unido, México, entre outros. [41-44]

A asma brônquica tem ocupado continuamente a atenção médica desde a antiguidade (460-130 a.C.) e foi referida por Hipócrates, Galeno e Aretaeus da Capadócia. Celsus (30 a.C.) deu o nome à "falta de ar moderada" sentida pelos soldados durante o exercício. [8, 19]

Estima-se que existam cerca de 300 milhões de pessoas com a doença em todo o mundo e que os custos de saúde associados à asma tenham sido estimados em

11,5 milhões em custos diretos e 4,6 milhões em custos indirectos. [19, 35, 43]

O número de anos perdidos, ajustados em função da incapacidade, é estimado em cerca de

15 milhões por ano em todo o mundo, uma em cada 250 mortes deve-se à asma brônquica, com custos económicos diretos e indirectos consideráveis. Com um aumento projetado da população urbana mundial de 45 para 59% até 2025, haverá mais de 100 milhões de asmáticos adicionais [18, 19].

Em 2008, foi encontrada uma taxa de prevalência de 87,4 por 1 000 habitantes no nosso país, com uma estimativa de 980 210 doentes asmáticos, o que, de acordo com o número de habitantes do país, dá uma taxa de prevalência de asma de 8,7 %. [35, 38]

As condições alérgicas são o resultado de uma interação complexa entre factores genéticos e ambientais. Cada vez mais provas experimentais indicam que a exposição contínua, seguida de sensibilização aos ácaros do pó da casa, é a principal causa de asma alérgica em muitas partes do mundo.[37-41]

A sua distribuição no ambiente humano é influenciada por numerosos factores, como a localização geográfica, o clima, os estilos de vida, as caraterísticas dos edifícios e o grau de modernização e industrialização, pelo que a sua prevalência mundial varia[21, 22, 40-44].

Foi demonstrado o papel dos alergénios inalantes (aeroalergénios) na exacerbação das alergias respiratórias e, dentro destes, o papel dos alergénios perenes, sendo os ácaros os mais interessantes deste grupo; são artrópodes microscópicos, com 0,3 mm de comprimento, cegos, fotofóbicos, taxonomicamente relacionados com as aranhas e carraças, que podem ser agrupados em: domésticos, de armazenamento e menores.[21, 22, 38, 40-44]

Foram isoladas numerosas espécies, mas do ponto de vista alergénico, Dermatophagoides pteronyssinus e Dermatophagoides farinae, com os seus principais alergénios Der p e II e Der f I e II, respetivamente, são de grande importância.

Os ácaros coabitam com os seres humanos no ambiente doméstico, principalmente no pó acumulado nas camas, colchões, roupas, móveis estofados e tapetes. No nosso país predomina o primeiro e na América do Norte o segundo, embora tenham uma reação cruzada entre si. Esta situação é condicionada pela elevada humidade relativa do ar durante todo o ano, o que também leva à proliferação de ácaros de armazenamento. Os dois principais factores que determinam o crescimento e a viabilidade dos ácaros são a humidade e a temperatura ambiente.[15, 21, 22]

As condições ideais para o crescimento dos ácaros são uma temperatura de 20-25 °C e uma humidade relativa de 75-85%, sendo muito menos prevalentes em regiões secas e frias, em contraste com as zonas costeiras húmidas e temperadas, sendo o nosso país, enquanto ilha tropical, o ambiente ideal para a sua proliferação.[21, 22, 32, 34, 35-

[40, 44-48]A associação entre a hipersensibilidade a aeroalergénios ambientais e a asma é conhecida há muito tempo. Atualmente, quando a inflamação das vias aéreas é de particular interesse na definição de asma brônquica, foi demonstrado que a inalação de aeroalergénios, em quantidade e tempo suficientes em indivíduos sensibilizados, é capaz de induzir inflamação. [49-52]

A exposição ao alergénio e a subsequente resposta imuno-inflamatória nas vias respiratórias são fenómenos que estabelecem uma clara relação causa-efeito entre a exposição e a doença asmática. [53,54]

A variação da quantidade de aeroalergénios inalados ao longo do tempo modifica o grau de inflamação e de hiperresponsividade brônquica e modula a intensidade dos sintomas, podendo desencadear crises de asma. É necessário conhecer a sensibilização ou não-sensibilização de um determinado doente aos aeroalergénios habituais, bem como a pressão alergénica experimentada pelo indivíduo ao longo do tempo.[10, 21, 22, 32, 34-38, 48-50] Na prática diária, a eficácia da imunoterapia é geralmente demonstrada por uma redução dos sintomas da doença que necessitava de tratamento específico (asma, rinite, rinoconjuntivite) e/ou por uma redução da necessidade de utilizar medicação para combater os sintomas.[5, 6, 21, 24-26]

A imunoterapia sublingual específica para alergénios na asma brônquica só recentemente foi introduzida e é uma via de administração que simplifica o tratamento, uma vez que pode ser realizada em casa pelo doente e pode ser administrada pelo próprio doente. Os efeitos adversos são quase exclusivamente limitados à área local e não ocorrem reacções anafilácticas graves.[34, 40, 44, 47, 49]

Vários estudos suportam a sua eficácia, mas faltam estudos que demonstrem a sua ação sobre a resposta imunitária anormal dos doentes. A variação dos níveis séricos de IgE total e específica e IgG4 após um período de tratamento foi avaliada por vários autores, mas os resultados são contraditórios e, portanto, não definitivos.[49, 51-52]

No nosso meio, não é alheio o comportamento global das doenças alérgicas e especialmente da asma brônquica, que tem uma elevada prevalência no nosso país e em Santiago de Cuba; o número crescente de doentes que sofrem desta doença em todos os grupos etários, com a necessidade de tratamentos de resgate cada vez mais frequentes e em doses elevadas, o desenvolvimento da corticodependência e da resistência, o aumento considerável dos factores desencadeantes geralmente relacionados com as alterações climatéricas e ambientais, a poluição e a urbanização excessiva, motivam a pertinência deste estudo. No primeiro semestre deste ano, a clínica de alergia do Hospital Provincial "Saturnino Lora", criada em 1974, atendeu 4142 pacientes, 35% dos quais sofrem de asma brônquica com diferentes níveis de gravidade. Destes, 8% recebem imunoterapia subcutânea convencional com VALERGEN, não tendo sido efectuados estudos para avaliar a eficácia da imunoterapia sublingual com ácaros em doentes asmáticos adultos.

Esta modalidade começou a ser utilizada no serviço em setembro de 2010; uma lacuna epistemológica que gera a presente investigação. Com este pano de fundo, a partir do modelo configuracional holístico, propomos como **Problema Científico:** Deficiências no manejo integral do paciente asmático adulto, que evidenciam a necessidade de demonstrar a eficácia da imunoterapia sublingual alérgeno-específica com ácaros em pacientes asmáticos classificados como leves e moderados persistentes do ponto de vista clínico evolutivo, como uma alternativa acessível que contribuirá para um melhor manejo dos pacientes asmáticos. melhor controle da doença e que terá um impacto positivo na qualidade de vida desses pacientes.

OBJECTIVO

Identificar variações na eficácia da imunoterapia sublingual específica para alérgenos com ácaros em pacientes asmáticos persistentes atendidos na Clínica de Alergologia do Hospital Provincial Saturnino Lora de janeiro de 2022 a 2024.

CONCEPÇÃO METODOLÓGICA DA INVESTIGAÇÃO

Considerações bioéticas

Para a realização desta investigação foram tidas em conta todas as considerações éticas, respeitando sempre a individualidade de cada paciente, mantendo a total confidencialidade dos resultados obtidos nos inquéritos, começando por uma revisão detalhada das histórias clínicas individuais e, uma vez efectuada a amostragem, foi solicitado o consentimento informado (Anexo I) para participar na investigação. Baseia-se no princípio de conseguir uma informação completa para todos os pacientes com elementos oferecidos pelo autor do trabalho de forma adequada e verídica, utilizando uma linguagem clara e uma terminologia compreensível para oferecer informação suficiente em quantidade e profundidade, o que permitiu compreender o alcance e as consequências da participação na investigação, tendo em conta que o indivíduo compreenderia a informação fornecida a partir do seu ângulo, de acordo com a sua inteligência, capacidade de raciocínio, maturidade e linguagem, e em todo o momento prevaleceu o princípio da voluntariedade, permitindo aos pacientes decidir livremente se queriam ou não continuar com a investigação. Não houve coação em nenhum momento da tomada de decisão, em conformidade com os princípios éticos internacionalmente reconhecidos. A investigação foi aprovada pelo Comité de Ética para a Investigação Científica e pelo Conselho Científico do Hospital Provincial Saturnino Lora.

Caraterísticas gerais da investigação

Foi realizado um estudo epidemiológico, observacional, analítico, caso-controlo, de investigação em saúde pública, para identificar variações na eficácia da imunoterapia sublingual alergénio-específica com ácaros em doentes com asma persistente ligeira e moderada, atendidos no Serviço de Alergologia do Hospital Clínico Cirúrgico Docente Saturnino Lora, na Província de Santiago de Cuba, de janeiro de 2022 a 2024.

Metódico

O **universo** foi constituído por todos os doentes que frequentaram o ambulatório do Serviço de Alergologia do Hospital Provincial Saturnino Lora, no período de janeiro de 2022 a 2024, com diagnóstico de asma brônquica persistente ligeira e moderada, que cumpriram os seguintes critérios de inclusão:

Critérios de inclusão:

- Doentes que residem na zona de estudo.

- Doentes com antecedentes de asma brônquica persistente ligeira e moderada com acompanhamento e tratamento regulares no nosso Serviço de Alergologia.
- Doentes de ambos os sexos com idades compreendidas entre os 20 e os 59 anos.
- Doentes com testes cutâneos de picada com Valergen DP, DS ou BT 1/20 000 UB $\geq$ 3 mm (sensibilização aos ácaros do nosso ambiente).

São excluídos do estudo:

- Doentes com doenças crónicas não transmissíveis descompensadas: neoplasias, colagenopatias, hipertensão arterial, cardiopatias, nefropatias, perturbações psiquiátricas, imunodeficiências.
- Doentes tratados nos últimos dois anos com extractos de alergénios de ácaros ou de ácaros do pó.
- Doentes que interromperam a imunoterapia durante mais de 30 dias, com antecedentes de reacções adversas sistémicas graves aos testes cutâneos ou à imunoterapia.
- Mulheres grávidas.

- Doentes com contra-indicações para a utilização de adrenalina ou que utilizam beta-bloqueadores como tratamento regular e insubstituível.

Para a seleção da amostra, foi utilizada uma amostragem aleatória simples, formando 2 grupos: estudo e controlo, tendo participado no estudo um total de 132 doentes, o que corresponde a 77,6% do universo.

O **grupo de estudo** era constituído por doentes com asma persistente ligeira a moderada que foram tratados durante 1 ano com:
- Medidas de controlo ambiental.

- Imunoterapia sublingual específica para alergénios com extractos de alergénios VALERGEN.

▪Terapêutica de resgate nas exacerbações: Agonistas B2 de ação curta (salbutamol) em aerossol ou spray a pedido.

▪Esteróides inalados: Fluticasona em spray: as doses variaram entre 250 e 500 microgramas por dia.

Foram incluídos quarenta e quatro doentes.

O **grupo de controlo** era constituído por doentes com asma persistente ligeira a moderada que foram tratados durante 1 ano:

▪Medidas de controlo ambiental.

▪Terapêutica de resgate nas exacerbações: Agonistas B2 de ação curta (salbutamol) em aerossol ou spray a pedido.

▪Esteróides inalados: Fluticasona spray: as doses variaram de 250 a 500 microgramas por dia. Foram incluídos 88 doentes.

Técnicas e procedimentos:

Como procedimento para a recolha de informação, os doentes foram entrevistados presencialmente durante a consulta, foram revistos e/ou elaborados os processos clínicos alergológicos, que constituíram a fonte primária de informação, e os dados de interesse para o estudo foram introduzidos numa ficha de recolha de dados primários criada para o efeito (Anexo II).Incluiu-se um interrogatório e exame físico exaustivo, bem como a indicação de exames complementares: hemograma completo, contagem global de eosinófilos, sedimentação de eritrócitos, fezes, glicémia, lipidograma com colesterol, triglicéridos e perfil hepático, ureia, creatinina, ácido úrico; do ponto de vista imunológico, quantificaram-se os anticorpos: IgA, IgM, IgG e IgE total, serologia e VIH, além disso, radiografias de tórax e seios da face, citológico, bacteriológico e BAAR da expetoração, citologia ou esfregaço nasal, prova funcional respiratória, exsudado nasofaríngeo e eletrocardiograma. Foi efectuada uma interconsulta com as especialidades de Psicologia, Otorrinolaringologia, Cardiologia e Medicina Interna. Foi realizada uma entrevista com um guião de questões, na sua maioria de carácter impositivo, que incluía variáveis sociodemográficas, clínicas e outras de interesse para o estudo. Utilizou-se a observação como método empírico e a análise e síntese como método teórico. Os doentes foram agendados para a consulta seguinte em quinze dias, onde foram avaliados integralmente com os resultados dos exames complementares indicados, sendo excluídos do estudo aqueles que não cumpriram os critérios estabelecidos. Os doentes incluídos no estudo foram submetidos a um Prick Test, com explicação do procedimento, objectivos e precauções a ter em conta antes da realização do teste.

Receberam acompanhamento regular bimestral pela autora da pesquisa em dias pré-estabelecidos, com a história clínica individual, o modelo fornecido para a aplicação da imunoterapia sublingual (Anexo III) e o cartão de registro criado para monitorar os sintomas e a medicação diariamente (Anexo IV).

Aos doentes do grupo de estudo foi ensinada a técnica de administração da imunoterapia, debaixo da língua, em jejum, aguardando 1 a 2 minutos e depois engolindo, não ingerindo alimentos nem água durante os 30 minutos seguintes, diariamente nos primeiros 21 dias durante a fase de preparação ou indução, com manutenção bissemanal a partir da quarta semana. Foram alertadas as possíveis reacções adversas e o comportamento em caso de reacções adversas, bem como a duração da imunoterapia como tratamento durante 3 a 5 anos. Ao sexto mês, primeiro e segundo ano de tratamento, procedeu-se novamente à avaliação clínica e humoral dos doentes, especificando o comportamento das variáveis de interesse para o estudo.

Definição das variáveis em estudo

➢ Variáveis sócio-demográficas:

I.-Idade: variável quantitativa contínua, expressa em anos, agrupada em quatro intervalos de classe de 10 anos cada:
- Dos 20 aos 29 anos

- De 30 a 39 anos

- Dos 40 aos 49 anos

- De 50 a 59 anos

O limite superior foi de 59 anos, pois a partir dessa idade ocorrem alterações (involução) no sistema imunológico que diminuem sua reatividade aos testes cutâneos e a resposta ao tratamento imunoterápico, evitando assim a inclusão de viés na pesquisa.

II - Sexo: variável qualitativa bimodal nominal ou dicotómica. Foram considerados os sexos biológicos, expressos em:

▪ Feminino

▪ Masculino

➢ **Variáveis relacionadas com a eficácia da imunoterapia sublingual alergénio-específica contra ácaros em doentes com asma persistente. Qualitativas nominais. Foram classificadas em:**
I.Variáveis clínicas relacionadas com a modificação da evolução natural da doença: Estas incluem:
A. Variáveis relacionadas com a sensibilização a alergénios na linha de base e um ano após o tratamento, utilizadas apenas para o grupo de estudo em que foi aplicada imunoterapia sublingual contra ácaros:

Teste cutâneo de puntura ou Prick Test:

Teste cutâneo de puntura no antebraço direito, utilizando extractos de alergénios para o diagnóstico de puntura a 20 000 BU/ml e dois controlos: positivo (solução de cloridrato de histamina a 1mg/1cc) e negativo (solução diluente).

Este teste de diagnóstico é utilizado para confirmar ou excluir a presença de anticorpos IgE específicos de alergénios. É um dos testes epicutâneos mais difundidos devido às vantagens que oferece: é indolor, de baixo risco, vários extractos podem ser testados simultaneamente, resultados imediatos e de fácil execução.

Pequenas quantidades do extrato alergénico são introduzidas na camada superficial da pele e, após difusão no tecido circundante, provocam uma reação mediada por IgE em indivíduos sensibilizados, levando à libertação de histamina e de outros mediadores pelos mastócitos epidérmicos, o que resulta numa reação caraterística de pápula e eritema no local da aplicação no espaço de 15-20 minutos.

O teste cutâneo de puntura foi efectuado de acordo com os procedimentos descritos abaixo:
1. Foi aplicada uma gota de cada extrato de alergénio no antebraço direito.
2. A lanceta de aço inoxidável com uma ponta de 1 mm foi inserida

através da gota num ângulo de 30-100 em relação à pele, depois a lanceta foi removida e o excesso de gota foi suavemente limpo com algodão.

3. Vinte minutos após a punção, o teste foi lido e a pápula produzida no local da punção foi delineada com uma caneta.

4. O diâmetro médio foi medido com uma régua milimetrada, resultando da soma do diâmetro maior da pápula (distância máxima entre os bordos internos), com o diâmetro ortogonal (distância máxima entre os bordos, perpendicular ao diâmetro maior obtido no seu ponto médio) e dividido por dois. Foram consideradas a área de eritema e a presença de pseudópodes, que conferem maior positividade aos testes.

5. Um resultado positivo foi considerado quando o diâmetro da pápula para o extrato alergénico era maior ou igual a 3 mm, e negativo quando era inferior a 3 mm.

Lista de produtos:

✓ Produtos em estudo:

1. Dermatophagoides pteronyssinus (VALERGEN-DP), Blomia tropicalis (VALERGEN-BT) e Dermatophagoides siboney (VALERGEN-DS) liofilizados e padronizados em Unidades Biológicas (BU) (Potência: 20 000 BU/ml). O extrato é apresentado em frascos contendo 100 000 BU e é reconstituído em 5 ml de Solução Diluente, para obter a concentração de 20 000 BU/ml.

✓ Produtos de controlo:

1. Controlo negativo: solução de restituição: solução tampão fosfato contendo 0,4 % de fenol e 0,03 % de albumina de soro humano. Foi igualmente utilizada como solvente para o extrato liofilizado.

2. Controlo positivo do teste: solução de cloridrato de histamina com uma concentração de 1mg/ml. Frasco conta-gotas com 3 ml.

Segurança do produto:

Todos os produtos foram conservados no frigorífico a uma temperatura de 2-8°C. Os extractos de alergénios reconstituídos foram utilizados durante 6 meses. Os produtos foram manuseados exclusivamente pelo pessoal envolvido no estudo (autor, tutor, enfermeiro com formação em alergologia, biólogo e técnico de laboratório do departamento).

A. Dependendo dos resultados do teste cutâneo de puntura, os doentes foram classificados da seguinte forma:

▪**Monosensibilizado:** Doente com sensibilização a um dos ácaros intradomiciliares testados: ácaro dermatophagoides pteronyssinus, dermatophagoides siboney, blomia tropicalis com uma área de pápula ≥ 3 mm, 20 minutos após o prick test, sem outra sensibilização.

▪**Blsensibilizado:** Doente com sensibilização a dois dos ácaros intradomiciliários testados: ácaro dermatophagoides pteronyssinus, dermatophagoides siboney, blomia tropicalis: área da pápula ≥ 3 mm, 20 minutos após o prick test, sem outra sensibilização.

▪**Polissensibilizado:** Doente com sensibilização a mais de dois dos ácaros intradomiciliários testados: ácaro dermatophagoides pteronyssinus, dermatophagoides siboney, blomia tropicalis: área da pápula ≥ 3 mm, 20 minutos após o prick test, sem outra sensibilização.

B. Variáveis relacionadas com a variação ou o aparecimento de novas sensibilizações alergénicas. Nominal qualitativa.

O diagnóstico inicial foi tido em conta, considerando a variação do mesmo quando:

▪**Reatividade negativa:** Aparecimento de pápula ou eritema < 3 mm, para todos os alergénios testados em comparação com o controlo, sem registo de nova sensibilização.

▪**Reatividade diminuída em comparação com os testes cutâneos iniciais:** menos pápula ou eritema em comparação com o diagnóstico inicial, nenhuma reação negativa a todos os alergénios testados e nenhuma nova sensibilização.

▪**Reatividade inalterada ao teste cutâneo:** Os doentes mantêm o eritema ou a pápula obtidos no teste cutâneo de punção inicial efectuado, mas não surge nova sensibilização.

▪**Nova reatividade:** Aparecimento de novas sensibilizações, que incluem não só outros ácaros em comparação com a inicial, mas também outros aeroalergénios, como os fungos anemófilos.

C. Variáveis relacionadas com a sintomatologia de acordo com a gravidade: qualitativas nominais.

Foram considerados sintomas o aparecimento durante o tratamento de tosse, rinorreia líquido-hialina, obstrução nasolacrimal e/ou prurido, expetoração espessa e esbranquiçada, dispneia expiratória, aperto torácico, pieira ou ruídos torácicos, para os quais utilizámos um diário de sintomas que foi registado numa ficha criada para o efeito (Anexo V).

A frequência da ocorrência de sintomas e o uso de medicação de resgate foram registados por dia, com uma cláusula de resumo no final de cada dia. mês, que é avaliada na consulta de   consulta de seguimento estratificada por sintomatologia da seguinte forma:
▪ Nível 1: Sintomas diurnos menos de uma vez por semana e sintomas noturnos não mais de duas vezes por mês.
▪ Nível 2: Sintomas diurnos mais de uma vez por semana mas menos de uma vez por dia, sintomas noturnos ocorrem mais de duas vezes por mês.
▪ Nível 3: Sintomas diurnos diários e sintomas noturnos mais de uma vez por semana.
▪ Nível 4: Sintomas diurnos frequentes e noturnos, quase diários com quadro clínico de asma nocturna.

D. Variáveis relacionadas com a limitação das actividades. Nominal qualitativa:
A atividade física, desde caminhadas curtas a corridas de longa distância, foi tida em conta, avaliando a necessidade de pré-medicação com broncodilatadores de curta duração, como o salbutamol, 30 minutos antes, ou a utilização de esteróides inalados, pelo menos uma semana antes, como tratamento de controlo.

A sua reflexão foi a seguinte:

▪ **Sem limitações:** Pode realizar qualquer exercício físico aeróbico ou não aeróbico, não apresenta sintomas e não faz uso de pré-medicação com broncodilatadores ou anti-inflamatórios inalatórios.
▪ **Limitação ligeira:** Realizar exercícios de curta duração, de 30 minutos a uma hora, como corrida, natação, caminhada e aeróbica, sem o uso de pré-medicação.
▪ **Limitação moderada:** Caminhadas de 5 a 10 quarteirões e corridas curtas de 50 metros, corridas longas como 800 metros lentamente (2 voltas a uma pista de corrida) e medicação prévia (30 minutos antes do início) com Beclometasona e/ou Salbutamol.
▪ **Limitação severa:** Incapacidade de realizar exercício físico por falta de controlo da doença, apesar da utilização de pré-medicação anti-

inflamatória e/ou broncodilatadores.

E. Variáveis relacionadas com o número de visitas ao serviço de urgência no ano: Nominal qualitativa.

Foram considerados todos os atendimentos na policlínica principal de urgência ou no hospital por asma brônquica não controlada (crises agudas de asma brônquica), ou outras complicações derivadas da asma, utilizando o método indicado pelo médico ou a ficha de alta emitida pelo centro de saúde em caso de internamento, todos agrupados da seguinte forma

- **Negativo:** Nenhuma visita de emergência.

- **Ligeiramente positivo:** Até quatro visitas a serviço de urgencia sem internamentos hospitalares.
- **Médio positivo:** Seis atendimentos no Serviço de Urgência com pelo menos uma admissão hospitalar que não tenha sido na Unidade de Cuidados Intensivos.
- **Muito positivo:** Mais de sete visitas a urgencia com internamentos hospitalares, incluindo internamentos na Unidade de Cuidados Intensivos.

F. Variáveis relacionadas com o absentismo laboral devido a asma brônquica: Qualitativo nominal:

- **Ausente:** Doente que nunca faltou ao trabalho ou até quatro faltas por ano devido a asma brônquica.
- **Presente:** Doente com cinco e mais faltas anuais devido a asma brônquica.

G. Variáveis relacionadas com a função pulmonar: Nominal qualitativa: Foram tidos em conta os resultados da espirometria forçada, que foi indicada no início do estudo e foi efectuada no Departamento de Provas Funcionais Respiratórias do Hospital Clínico Cirúrgico Didático "Dr. Juan Bruno Zayas" de Santiago de Cuba.
A espirometria forçada é a manobra que regista o volume máximo de ar que um indivíduo consegue deslocar desde a inspiração máxima até à expiração completa (ou seja, até que apenas o volume residual permaneça nos pulmões). Todas as manobras expiratórias foram efectuadas de acordo com o protocolo estabelecido pelo serviço de referência, interpretado como:

- Normal.

- Distúrbio ventilatório restritivo.

- Distúrbio ventilatório obstrutivo.

- Distúrbio ventilatório misto
Também considerado: Volume expiratório forçado no primeiro segundo de expiração (FEV1): é o volume de ar expelido durante o primeiro segundo de expiração forçada, na prática é uma medida de fluxo. É considerado normal se for superior a 80% do seu valor teórico.

Rácio FEV1/FVC: Indica a proporção da CVF que é expelida durante o primeiro segundo da manobra expiratória forçada. É o parâmetro mais importante para avaliar a existência de uma obstrução e, em condições normais, deve ser superior a 75%, embora se aceitem valores até 70% como não patológicos.

No nosso estudo, tivemos em conta a interpretação da espirometria:

1. **Normal:** A melhoria da função pulmonar foi confirmada nos doentes que apresentavam um rácio FEV1 e FEV1/FVC: superior a 80% do valor previsto.
2. **Iguais:** Pacientes que apresentaram estabilidade da função pulmonar, pois mantiveram o VEF1 e a relação VEF1/CVF iguais ao valor encontrado no início da investigação, ou seja, sem variabilidade.
3. **Agravado:** Doentes com função pulmonar comprometida ou diminuída com variabilidade do FEV1 e rácio FEV1/FVC inferior a 75%.

H. Variáveis relacionadas ao uso de medicação de resgate.
Qualitativa Nominal:
Consideram-se medicamentos de resgate os grupos farmacológicos com acções durante as exacerbações da asma brônquica, tanto na resposta asmática precoce como na tardia, para contrariar efeitos como: broncoconstrição, edema, inflamação, hiperreactividade brônquica.
Entre eles encontram-se os broncodilatadores como os agonistas B2, no nosso meio o salbutamol é utilizado tanto em spray como em aerossol, bem como a aminofilina que se apresenta em ampolas de 250 mg/ 10 cc para utilização no tratamento da asma brônquica. intravenosa. Anti-inflamatórios como os esteróides utilizados por via parentérica e/ou oral, incluindo a hidrocortisona, a prednisolona para uso intravenoso ou intramuscular e a prednisona de 5 e 20 miligramas por via oral. Estes

fármacos eram utilizados nos corpos de permanência, prescritos pelo pessoal médico. Considerou-se que:

- **Não utilização:** Doentes que não necessitaram de medicação de resgate para exacerbações.
- **Utilização:** Doentes que necessitaram de medicação de resgate independentemente da dosagem, frequência e intensidade da crise de asma.

I. Variáveis relacionadas com a poupança de corticosteróides inalados (medicação de controlo): Qualitativa Nominal.

Os fármacos controladores são aqueles que têm uma ação anti-inflamatória tópica e uma baixa potência sistémica, reduzindo assim a inflamação da mucosa e a hiperresponsividade brônquica específica e não específica, protegendo contra a resposta asmática precoce e tardia, melhorando a função pulmonar e mantendo a doença sem exacerbações ou com exacerbações reduzidas.

Por isso, devem ser administrados diariamente, sendo a principal via de administração a inalatória, o que reduz os efeitos secundários, dada a baixa percentagem que é absorvida sistemicamente (menos de 1%). A fluticasona spray foi utilizada como esteroide inalatório, com uma dose mínima para adultos de 250 a 500 microgramas por dia, num total de 2 a 4 baforadas por dia com uma frequência média de 1 a 4 vezes, e uma dose máxima de 750 a 1000 microgramas por dia, com 2 a 4 aplicações por dose administradas de 4 em 4 horas, agrupadas em:

- **Secção I:** Utilização de doses de fluticasona em spray de 750 a 1000 microgramas por dia (dose máxima, 6 a 8 baforadas).
- **Secção 2:** Utilização de doses de beclometasona em spray de 375 a 500 microgramas por dia, 3 a 4 baforadas.
- **Secção 3:** Utilização de doses de beclometasona em spray de 125 a 250 microgramas por dia (dose mínima, 1 a 2 baforadas).
- **Secção 4:** Não utilização de esteróides inalados.

J. Variáveis relacionadas com os níveis de Imunoglobulina E: Qualitativa Nominal:

Todas as pessoas incluídas no estudo foram submetidas à determinação da imunoglobulina E (IgE) sérica total, foram colhidas amostras de sangue de 5 ml e processadas no laboratório ENSUMA do Hospital Provincial de Ensino Clínico e Cirúrgico "Saturnino Lora".

Utilizou-se o programa UMELISA IgE: reagente para a determinação quantitativa de IgE no soro humano desenvolvido pelo centro nacional de imunoensaio.

A validação e a interpretação dos resultados são efectuadas automaticamente pelo programa. Tendo em conta os diferentes factores genéticos e ambientais que actuam em populações de diferentes localizações geográficas e as variações que os níveis de IgE podem ter nos seres humanos devido a factores como a idade, a presença de atopia e/ou doenças parasitárias, infecções virais e fúngicas, a prática internacional recomenda que cada laboratório estabeleça os seus próprios valores de referência.

Valores de referência: adultos 150 UI/mL, com níveis iguais ou inferiores ao normal e elevados acima do normal.
✓ **Adequado:** Níveis de IgE abaixo da linha de base, mesmo que o valor considerado normal (150 UI/mL) não tenha sido obtido.
✓ **Inadequado:** Os níveis de IgE são elevados em relação à linha de base, independentemente de estarem ou não dentro da gama normal.

K. Variáveis relacionadas com a resposta inflamatória local mediada por eosinófilos nasais: Nominal qualitativo:
Os eosinófilos são células do sistema imunitário que desempenham um papel importante na asma brônquica, razão pela qual muitos autores designam a doença por "bronquite descamativa eosinofílica", perpetuam a resposta asmática e as suas manifestações sintomáticas. São responsáveis pela resposta asmática tardia, pelo que consideramos importante avaliar o seu comportamento de acordo com os resultados da citologia nasal como marcador de inflamação no início do estudo e um ano após a imunoterapia:

Foram avaliados na linha de base e um ano após o tratamento e agrupados da seguinte forma:

▪ **Redução:** Número de eosinófilos na citologia nasal normal ou reduzido em relação à percentagem encontrada na linha de base.
▪ **O mesmo:** Número de eosinófilos na citologia nasal nasal igual que os encontrados no início do estudo.
▪ **Aumento:** Número de eosinófilos na citologia nasal acima do valor normal.

L. Variáveis relacionadas com as reacções adversas à imunoterapia sublingual. Qualitativo Nominal:

As reacções adversas à imunoterapia são consideradas respostas indesejáveis ou efeitos nocivos, intencionais ou não, que ocorrem quando se utiliza um medicamento na dose adequada para obter um benefício terapêutico, profilático ou de diagnóstico, e dependem das caraterísticas do indivíduo, do produto utilizado, da via de administração e das orientações utilizadas.

Na imunoterapia sublingual, os acontecimentos adversos são classificados como locais e sistémicos, variando estes últimos de grau 0 a IV de acordo com a WAO:
As reacções locais podem ser:

- **Ligeiras:** prurido oral ou lingual, náuseas, epigastralgia, que desaparecem espontaneamente em 30 minutos, são relativamente frequentes e não implicam alterações no regime de tratamento.
- **Moderadas:** duram mais de 30 minutos e requerem medicação, que pode ser anti-histamínicos orais, e deve ser considerada uma possível modificação do plano, reduzindo a dose para a imediatamente anterior.

São consideradas reacções sistémicas:

- **Grau 0:** Presença de sintomas inespecíficos: cefaleias, mal-estar, cansaço, artralgia.
- **Grau I:** São considerados acontecimentos focais ligeiros, nomeadamente asma e/ou rinite ligeira, urticária localizada.
- **Grau II:** Acontecimento adverso focal de início lento após 15 minutos, de intensidade moderada, caracterizado por: asma moderada e urticária generalizada, requer medicação.

- **Grau III:** Evento focal grave sem risco de vida com início rápido dentro de 15 minutos, apresentando: asma grave, angioedema, urticária generalizada, com tratamento imediato para reverter o efeito da vacina.
- **Grau IV:** Reação sistémica generalizada, de início imediato, caracterizada por prurido, sensação de calor, eritema generalizado, urticária generalizada, estridor, asma grave e hipotensão arterial: choque anafilático.

No nosso estudo, as reacções adversas foram consideradas apenas no grupo de estudo, casos que receberam imunoterapia sublingual com ácaros, mas não no grupo de controlo que apenas utilizou tratamento farmacológico, que foi denominado:

• **Presente:** Presença de reacções adversas locais ou sistémicas relacionadas com a administração de imunoterapia sublingual.

• **Ausente:** Não há reacções adversas relacionadas com a imunoterapia sublingual.

M. Variáveis relacionadas com a evolução dos doentes: Qualitativa Nominal:

Presume-se que os critérios do autor para a eficácia da imunoterapia incluem:

✓ Diminuição de 30% na pontuação dos sintomas respiratórios associados à asma brônquica.

✓ Nenhuma limitação da atividade física ou limitação ligeira para as pessoas que inicialmente estavam moderada a gravemente limitadas.

✓ Visitas de emergência negativas.

✓ Comportamento das faltas ao trabalho como boas ou não faltas.

✓ Função pulmonar normal ou igual.

✓ Não utiliza medicação de emergência.

✓ Poupança de corticosteróides inalados nas secções 3 e 4 (dose mínima ou não utilização).

✓ Níveis de imunoglobulina E considerados adequados.

✓ Diminuição do número de eosinófilos nasais.

✓ Ausência de reacções adversas à imunoterapia sublingual.

Agrupamento em:

• **Resultado favorável:** Doentes que satisfazem 6 ou mais dos critérios de eficácia estabelecidos.

• **Resultado desfavorável:** Doentes com 5 ou menos critérios de eficácia estabelecidos.

Processamento de informação:

Após a recolha da informação, esta foi tratada informaticamente, tendo sido criada uma base de dados num computador Pentium IV, utilizando o sistema estatístico SPSS versão 11.5 para Windows, para apresentação em tabelas e gráficos. Foram construídas tabelas de contingência ou de dupla entrada, utilizadas medidas de síntese para variáveis qualitativas como a percentagem e utilizados números absolutos. Para identificar a associação estatisticamente significativa, foi utilizado o teste do Qui-quadrado de homogeneidade, selecionando um nível de significância de $\alpha = 0,05$. Os resultados obtidos foram comparados com outros autores, sendo apresentadas conclusões e recomendações.

ANÁLISE E DISCUSSÃO DOS RESULTADOS

A prevalência de doenças alérgicas, incluindo a asma brônquica, está a aumentar. Estima-se que mais de 20% da população mundial sofra de doenças alérgicas mediadas por IgE, como a asma, a rinoconjuntivite, a dermatite atópica/eczema e a anafilaxia.[20-24, 42]
A asma brônquica é de origem alérgica em mais de 60% dos adultos e 80% das crianças e ocorre em cerca de 5-15% da população pediátrica,[45] causando um enorme custo em saúde e sendo uma das principais causas de hospitalização por doença crónica, dados estatísticos que levaram vários autores a apelidar as doenças alérgicas de "epidemia do século XXI".[47-50]

Vários estudos têm demonstrado o papel dos alergénios inalados na exacerbação das doenças alérgicas, principalmente na asma brônquica, tanto os alergénios perenes (ácaros do pó da casa, insectos e excrementos de animais) como os sazonais (pólenes e fungos). Os ácaros estão entre os alergénios perenes mais prevalentes em todo o mundo.[35-40, 42, 47]

Estudos realizados em Cuba mostram que os ácaros do género Dermatophagoides e Glycyphagidae, particularmente as espécies Dermatophagoides pteronyssinus, Dermatophagoides siboney e Blomia tropicalis, têm grande importância como agentes sensibilizantes em indivíduos alérgicos[43-48, 49].

Uma das causas mais frequentes de alergias respiratórias são as partículas fecais excretadas pelos ácaros, que podem ser transportadas pelo ar e atingir o trato respiratório, encontrando-se principalmente no pó acumulado em camas, colchões, roupas, móveis estofados e tapetes.[41-48]
Embora a predisposição genética condicione a suscetibilidade às doenças alérgicas respiratórias, estas doenças não se poderiam manifestar sem a exposição a alergénios ambientais[49, 50].

Para os alérgicos, os inaladores e uma série de outros medicamentos específicos são uma parte importante da sua bagagem de vida, uma vez que estes fármacos os acompanham para onde quer que vão para evitar os sintomas e ultrapassar possíveis ataques.[11,] A imunoterapia abre uma nova via de tratamento e solução para os alérgicos e um novo horizonte para os seus males, sendo considerada como o tratamento específico das doenças alérgicas que consegue modular ou modificar o curso natural destas patologias.[25-30]

Vários estudos controlados com placebo demonstraram a eficácia e segurança deste tratamento, mas são necessários mais estudos para estabelecer o lugar da imunoterapia sublingual no tratamento das doenças alérgicas. [23,26- 29] A Tabela 1 mostra a distribuição dos doentes de acordo com a idade, com um predomínio de doentes com idades compreendidas entre os 20 e os 29 anos, com 13 doentes (29,5%) e 29 doentes (33,3%) para os grupos de estudo e de controlo, sendo o grupo etário menos predominante o dos 50-59 anos, com 7 doentes (16,0%) e 15 doentes (17,0%), respetivamente.

De acordo com a Global Initiative for Asthma (GINA)[19], em fevereiro de 2023, 25% dos adultos na Grã-Bretanha, Austrália e Canadá sofrem de algum grau de asma brônquica. Estudos publicados recentemente mostram que a prevalência da doença a nível mundial varia entre 1% e 30% em diferentes latitudes; em Espanha é de 4% a 20%, nos Estados Unidos cerca de 26 milhões de pessoas são afectadas; destas, 8,6 milhões têm menos de 18 anos de idade.

Os estudos do ISAAC (International Study of Asthma and Allergy in Childhood) realizados no nosso país mostram que, por idades, a prevalência de doentes dispensados é de 86 por 1000 adultos e de 140 em crianças menores de 15 years of age. [5, 13-15, 61-65] Os resultados obtidos na nossa investigação justificam-se pelos avanços no sistema de saúde cubano, onde os diferentes níveis de cuidados estão integrados, o que tem possibilitado o diagnóstico precoce destes doentes com o consequente aumento da prevalência em faixas etárias mais próximas da idade pediátrica e da velhice. A necessidade de planear estratégias de intervenção desde a idade pediátrica é evidente, uma vez que com um controlo adequado desde a infância se consegue uma menor morbilidade na idade adulta, segundo Stone AH et al, bem como outros autores.[20, 66,67]

Tabela 1. Distribuição dos doentes asmáticos persistentes e da imunoterapia sublingual com ácaros de acordo com a idade. Serviço de Alergologia. Hospital Provincial Saturnino Lora. janeiro 2022 - 2024

GRUPOS DE IDADES	GRUPO STUDIO		GRUPO DE CONTROLO	
	Não.	%	Não.	%
Dos 20 aos 29 anos	13	29.5	29	33.0
De 30 a 39 anos	13	29.5	28	31.8
Dos 40 aos 49 anos	11	25.0	16	18.2
De 50 a 59 anos	7	16.0	15	17.0
TOTAL	44	100	88	100

Fonte: Formulário de recolha de dados.

Ao analisarmos a Tabela 2 observamos que o sexo feminino predominou com 28 doentes para 63,6 % no grupo de estudo e 50 com 56,8 % no grupo de controlo, o que representa mais de metade da amostra; o sexo masculino foi representado por 16 doentes para 36,4 % e 38 com 43,2 % respetivamente.Resultados semelhantes são relatados em vários estudos no nosso país e a nível internacional, como o Global Initiative for Asthma (GINA),[19, 68, 69] que relata que a asma brônquica é mais frequente no sexo masculino numa proporção de 2:1 durante a infância, mas quando se atinge a puberdade, esta proporção tende a igualar-se, predominando o sexo feminino na idade adulta, e estudos locais como a tese de residência do Dr. Ferrer Alemán indicam que o sexo feminino é o mais frequente.[70] Num estudo realizado no Serviço de Imunologia Clínica e Alergia da Cidade do México por Velarde Domínguez e Talavera Hernández,[1] sobre a eficácia clínica e a segurança da imunoterapia sublingual no tratamento da asma alérgica, verificou-se um predomínio do sexo masculino na amostra estudada, contrariamente aos resultados do nosso trabalho.

Tabela 2. Distribuição dos doentes asmáticos persistentes e da imunoterapia sublingual contra ácaros de acordo com o género

GRUPO STUDIO			GRUPO DE CONTROLO	
SEXO	Não.	%	Não.	%
Feminino	28	63.6	50	56.8
Masculino	16	36.4	38	43.2
TOTAL	44	100	88	100

A Tabela 3, que relaciona a sensibilização aos alergénios com a reatividade cutânea no grupo de estudo, mostra que mais de metade dos casos apresentaram reatividade cutânea negativa, predominando os doentes monossensibilizados, num total de 39 doentes (88,6%). É importante referir que 22,7% diminuíram a reatividade, apenas 4 casos se mantiveram inalterados (9,1%), e nenhum dos doentes monossensibilizados desenvolveu nova sensibilização ou aumentou a sensibilização pré-existente.Apenas um doente polissensibilizado apresentou redução da reatividade cutânea após tratamento com imunoterapia sublingual, num total de 2,3%. Entre os doentes classificados como bisensibilizados, encontrámos 4 casos (9,1 %).

No grupo de estudo selecionado não se desenvolveram novas sensibilizações, independentemente da sensibilidade encontrada no início da investigação, revelando que a redução da reatividade cutânea relacionada com a aplicação da imunoterapia sublingual durante dois anos de tratamento é estatisticamente significativa. A nossa casuística foi dominada por pacientes monossensibilizados pelo ácaro Dermatophagoides pteronyssinus, coincidindo com o trabalho realizado pela Dra. Mayda González León, Dr. Raúl Lázaro Castro, Mirtha Álvarez Castelló, Dr. Alexis Labrada Rosado e colaboradores,[21] numa área de saúde de La Lisa, cidade de Havana e na zona costeira da nossa capital. Na América Latina, a sensibilização a diferentes espécies de ácaros tem sido frequentemente relatada num estudo de Martinez et al. que demonstrou uma prevalência de sensibilização superior a 75% para 4 espécies de ácaros (D. siboney, D. pteronyssinus, Acarus siro e Blomia tropicalis). Maldonado Pérez, et. al.[34] consideram que seria interessante e útil tipificar a sensibilização alérgica em doentes com asma e rinite, de preferência medida por prick test, o que é necessário para um melhor controlo clínico e epidemiológico. Encontrámos semelhanças com os resultados obtidos em investigações realizadas no México por Olimpo Rodríguez, Pérez Martin e Martínez Jiménez, et al.[11, 12, 15, 68, 69]

Distribuição dos doentes com asma persistente e imunoterapia sublingual de acordo com a sensibilização aos alergénios e a reatividade cutânea.

Sensibilização	Macaco sensibilizado		Bi-sensibilizado		Poliéster sensibilizado		Total	
	Não.	%	Não.	%	Não.	%	Não.	%
Reatividade negativa	25	56.8	2	4.5	0	0	27	61.3
Diminuição da reatividade	10	22.7	1	2.3	1	2.3	12	27.3
Reatividade Igual	4	9.1	1	2.3	0	0	5	11.4
Nova consciência	0	0	0	0	0	0	0	0
Total	39	88.6	4	9.1	1	2.3	44	100

p< 0,05

Na tabela 4, que mostra a sintomatologia dos doentes estratificada por níveis, consoante o aparecimento de sintomas de obstrução brônquica e de síndrome respiratória alérgica durante o dia ou durante a noite, tendo em conta a frequência da sua variação ao longo do mês, verificamos que no início do estudo, em ambos os grupos, predominavam os doentes com sintomas diurnos mais de uma vez por semana e sintomas noturnos mais de duas vezes por mês (nível 2), com 18 doentes (40.9 %) no grupo de estudo e 32 doentes (36,4 %) no grupo de controlo, seguidos de casos no nível 3 (29,5 %) e 32 doentes (36,4 %) no grupo de controlo, seguidos de casos no nível 3 (29,5 %) e 32 doentes (36,4 %).9 % no grupo de estudo e 32 doentes representando 36.Com sintomas diários noturnos e diurnos (nível 4), tínhamos no início do estudo apenas 5 doentes no grupo de estudo, representando 11,4 %, e 11 no grupo de controlo, representando 12,5 %. Ao avaliarmos a casuística dois anos após o tratamento com imunoterapia verificámos que no grupo de estudo nenhum doente permanecia no nível 4; apenas 2 casos estavam no nível 3, ou seja, 4,5 %, 15 no nível 2, ou seja, 34,1 %, e a maioria estava no nível 1, com 27 casos, ou seja, 61,4 %.No entanto, quando analisámos o grupo de controlo, verificámos que 36 doentes se encontravam no nível 1, ou seja, 40,9%, mas um grupo não negligenciável de asmáticos permaneceu nos níveis 3 e 4, com sintomas diurnos e noturnos frequentes, com 17 doentes no terceiro nível, ou seja, 19,3%, e 8 doentes no quarto nível, ou seja, 9,1%. A análise estatística mostrou que os resultados foram estatisticamente significativos em relação à sintomatologia apresentada.

Ao compararmos os resultados obtidos em nossa pesquisa com outros estudos de eficácia realizados por diversos autores, encontramos semelhanças quanto à redução do escore de sintomas apresentados pelos pacientes asmáticos que receberam imunoterapia sublingual. Abramson e colaboradores (1995 e 1999) concluíram que os doentes que receberam imunoterapia apresentavam menos sintomas de asma e tinham menos probabilidades de agravamento da doença, pelo que as vacinas eram mais eficazes na redução dos sintomas de asma. Os antialérgicos são uma opção válida para o tratamento de doentes com asma alérgica.[5-11]

Ross e colegas também publicaram uma nova meta-análise sobre a eficácia da imunoterapia com alergénios na asma, onde os autores confirmaram que no grupo tratado com imunoterapia houve uma redução dos marcadores de sintomas.[8, 9, 12]

Maurizio Marogna et al,[25] publicaram no ano passado um estudo de 15 anos sobre a imunoterapia sublingual na asma brônquica, concluindo que esta tem muitos benefícios a curto e a longo prazo, incluindo uma redução significativa da pontuação dos sintomas, Velarde Domínguez e colaboradores[1] encontraram efeitos semelhantes no que diz respeito à redução da sintomatologia asmática com a imunoterapia sublingual com ácaros, resultados que coincidem com os da nossa investigação.

Distribuição dos doentes com asma persistente e imunoterapia sublingual contra ácaros de acordo com a sintomatologia.

GRUPO STUDIO				GRUPO DE CONTROLO			
Sintomas	NÃO INÍCIO	% 1 ANO		NÃO INÍCIO	% 1 ANO		
Nível 1	8	18.2	27	61.4	24	27.2	36	40.9
Nível 2	18	40.9	15	34.1	32	36.4	27	30.7
Nível 3	13	29.5	2	4.5	21	23.9	17	19.3
Nível 4	5	11.4	0	0	11	12.5	8	9.1
Total	44	100	44	100	88	100	88	100

p< 0,05

Na Tabela 5, ao considerarmos a limitação das actividades, inicialmente 15 doentes apresentavam limitação moderada, para 34,1 % e 8 casos apresentavam limitação grave para 18,2 %; no grupo de controlo inicialmente predominavam os asmáticos com limitação ligeira com 32 doentes para 36,4 %, seguidos dos com limitação moderada com 27 para 30,6 %, sem limitação 16 doentes representando 18,2 % com apenas 3 casos a menos. sem limitações de atividade. Durante dois anos de tratamento no grupo de estudo verificamos que apenas 2 doentes ficaram sem atividade física para 4,5 %, aumentando para 18 com limitações ligeiras para 40,9 %, restando 17 casos sem limitações às actividades físicas para 38,6 %. No grupo de controlo, o número de casos com limitações moderadas reduziu-se para 19 em 21,6%, enquanto que os com limitações ligeiras aumentaram para 38 em 43,2% e os sem limitações para 24 em 27,3%. Não encontrámos diferenças estatisticamente significativas entre os dois grupos. Em comparação com a literatura, estudos como os de Muñoz López e Pedemonte Marco em Espanha[26] mostram que o exercício físico não é modificado a curto prazo (menos de três anos de tratamento) com a imunoterapia sublingual, e isso está relacionado com a melhoria limitada da função pulmonar que é produzida; encontramos efeitos semelhantes na nossa investigação.

Tabela 5. Distribuição dos doentes com asma persistente e imunoterapia sublingual contra ácaros de acordo com a limitação de atividade

GRUPO STUDIO				GRUPO DE CONTROLO			
Limitação das actividades	NÃO INÍCIO	% 1 ANO		NÃO INÍCIO	% 1 ANO		
Sem limitações	11	25.0	17	38.6	16	18.2	24	27.3
Ligeira limitação	10	22.7	18	40.9	32	36.4	38	43.2
Limitação moderada	15	34.1	7	16.0	27	30.6	19	21.6
Limitação grave	8	18.2	2	4.5	13	14.8	7	7.9
TOTAL	44	100	44	100	88	100	88	100

p > 0.05

A tabela 6 mostra o número de idas ao serviço de urgência por parte dos doentes asmáticos. Ao analisar o grupo de estudo, verificamos que, no início, 19 doentes não recorreram ao serviço de urgência (43,2 %), valor que quase duplica um ano após o tratamento com imunoterapia sublingual, com 35 doentes (79,5 %); o grupo ligeiramente positivo diminuiu para metade, passando de 14 no início para 7 ao fim de um ano, o que representa 16.0 %, no grupo fortemente positivo de 4 casos na linha de base para 9,0 %, nenhum doente permaneceu com mais de sete visitas a serviços de urgência e internamentos, o que indica um melhor controlo da doença e uma menor deterioração destes doentes no seu conjunto. No grupo de controlo de 19 doentes que iniciaram o estudo como positivos fortes, após um ano com tratamento de controlo ambiental e farmacológico reduziu-se para 12 casos para 13,6 %, nos positivos medianos não houve redução significativa, apenas um caso saiu do grupo, consideramos que o grupo de controlo apresentou pouca variação em termos de idas ao serviço de urgência dos doentes asmáticos persistentes. A relação com as idas ao serviço de urgência e a imunoterapia sublingual foi estatisticamente significativa com $p < 0,05$. Consultando a literatura sobre o tema, Muñoz López e Pedemonte Marco[26] concordam com os nossos resultados, afirmando que a imunoterapia tem demonstrado ser benéfica na prevenção do agravamento da doença, uma vez que reduz os sintomas, o uso de medicação e, consequentemente, as idas ao serviço de urgência. Assim, estudos realizados por César Martín Bózzola[27] , em Buenos Aires, Argentina, fazem referência à redução do número de hospitalizações em doentes com asma persistente que recebem imunoterapia sublingual, à semelhança dos resultados encontrados na nossa investigação. Resumindo a Estratégia Global para o Manejo e Prevenção da Asma (GINA),[19] define a asma como um grave problema de saúde pública em todo o mundo, afetando pessoas de todas as idades. Quando a asma não é controlada, pode limitar gravemente a vida quotidiana e, por vezes, é fatal.

Tabela 6. Distribuição dos pacientes com asma persistente e imunoterapia sublingual contra ácaros de acordo com o número de visitas ao departamento de emergência.

GRUPO STUDIO				GRUPO DE CONTROLO			
Visitas de emergência	NÃO INÍCIO	% 1 ANO		NÃO INÍCIO	% 1 ANO		
Negativo	19	43.2	35	79.5	26	29.5	31	35.2
Ligeiramente positivo	14	31.8	7	16.0	25	28.4	28	31.9
Meio positivo	7	16.0	2	4.5	18	20.5	17	19.3
Fortemente positivo	4	9.0	0	0	19	21.6	12	13.6
TOTAL	44	100	44	100	88	100	88	100

$$p < 0.05$$

A Tabela 7 mostra a distribuição dos pacientes de acordo com o absentismo laboral, verificando-se nos estudos de caso do nosso grupo de estudo que, no início, 33 pacientes (75,0%) não tinham absentismo laboral, dois anos depois de terem recebido o extrato de alergénio por via sublingual, com exceção de 2 pacientes (4,5%).

Esta é uma variável importante quando se tem em conta a qualidade de vida dos doentes, uma vez que a remuneração financeira é essencial para cobrir as necessidades individuais; além disso, os custos de saúde gerados pelas doenças crónicas não transmissíveis não são negligenciáveis. No grupo de controlo, a diferença entre o início do tratamento e os dois anos era de 10 casos, 52 para 59,1% e, aos dois anos, 62 doentes asmáticos sem absentismo, o que representava 70,5%, mas 26 continuavam a representar 29,5% com 5 ou mais faltas ao trabalho. Obtiveram-se resultados estatisticamente significativos para esta variável em ambos os grupos. Ao consultar a literatura sobre o assunto, a Organização Mundial de Saúde19 estimou que 15 milhões de anos de vida ajustados por incapacidade (DALYs) são perdidos anualmente devido à asma, representando 1% do total da carga global da doença. Os factores sociais e económicos devem ser integrados para compreender a asma e a sua gestão, quer sejam vistos da perspetiva do doente individual, do profissional de saúde ou das organizações que pagam os cuidados de saúde. Os dias perdidos no trabalho são referidos como um dos principais problemas sociais e económicos da asma em estudos realizados na Índia, na região Ásia-Pacífico, nos Estados Unidos e no Reino Unido, na Índia e na América Latina. A asma é a causa mais frequente de absentismo no trabalho na Austrália, na Suécia, no Reino Unido e nos Estados Unidos. [28, 29, 30]

Distribuição dos doentes asmáticos persistentes segundo o absentismo laboral.

GRUPO STUDIO				GRUPO DE CONTROLO			
Absentismo Trabalho	NÃO INÍCIO	% 1 ANO		NÃO INÍCIO	% 1 ANO		
AUSENTES	33	75.0	42	95.5	52	59.1	62	70.5
PRESENTES	11	25.0	2	4.5	36	40.9	26	29.5
TOTAL	44	100	44	100	88	100	88	100

p< 0.05

A tabela 8 mostra as variações da função pulmonar nos pacientes estudados inicialmente 9 casos 20,4 % tiveram piora da função pulmonar, dos quais 3 melhoraram e permaneceram no grupo 6 asmáticos com relação VEF1/CVF menor que 75 %; com função normal 19 casos na linha de base para 43,2 %, 5 casos pertencentes aos outros grupos recuperaram, ou seja No grupo de controlo, o comportamento foi semelhante, com pouca variabilidade no número de doentes com função pulmonar melhorada, mas com maior significado os casos com função pulmonar piorada: de 18 (20,5 %) inicialmente, restaram 12 casos, num total de 13,6 %. Quando se aplicou o teste do Qui-quadrado à variável função pulmonar, esta não foi estatisticamente significativa (p > 0,05).Comparativamente a outras investigações, não concordamos com os resultados obtidos por Ross e colaboradores, que publicaram uma meta-análise dos resultados da sua investigação. analysis of the effectiveness of allergen immunotherapy in asthma, onde os autores confirmaram que o grupo de imunoterapia adquiriu proteção contra o desafio brônquico e melhorou a função pulmonar. [66] Resultados semelhantes aos nossos foram obtidos nas meta-análises de Abramson et al. (1995, 1999, 2003),[5, 6, 7]

Malling,[63, 64] em 1998 e Bousquet,[69] em 1998, que mostraram que a imunoterapia não melhorou significativamente a função pulmonar e a hiperresponsividade brônquica específica.[34]

Tabela 8. Distribuição dos doentes com asma persistente e imunoterapia sublingual por função pulmonar

GRUPO STUDIO				GRUPO DE CONTROLO			
Função pulmonar	NÃO INÍCIO	% 1 ANO		NÃO INÍCIO	% 1 ANO		
Normal	19	43.2	24	54.5	32	36.3	35	39.8
Igual	16	36.4	14	31.8	38	43.2	41	16.6
Agravado	9	20.4	6	13.6	18	20.5	12	13.6
TOTAL	44	100	44	100	88	100	88	100

p> 0.05

Ao analisarmos a Tabela 9 verificamos que inicialmente no grupo de estudo todos os doentes utilizaram medicação de resgate, dois anos após o tratamento apenas 7 doentes se mantiveram neste grupo, ou seja 15,9%, e mais de um terço da amostra não utilizou medicação de resgate, num total de 37 asmáticos, o que constitui 84,1%.

No grupo de controlo, inicialmente 100 % dos doentes utilizavam medicação de resgate, durante os dois anos de tratamento farmacológico cerca de metade dos casos distribuíram-se por ambas as categorias, restando 47 asmáticos para 53,4 % que utilizavam medicação de resgate, obtendo-se resultados estatisticamente significativos com p < 0,05.

Quando comparamos os resultados com os obtidos por outros autores, encontramos uma coincidência, como referem Muñoz López e

Pedemonte Marco,[2] Uma diminuição significativa do uso de medicação de alívio nos indivíduos que receberam imunoterapia com ácaros e pólenes do que nos que receberam placebo, e os que foram tratados com o princípio ativo tiveram menos necessidade de aumentar a medicação de base que estavam a tomar. Outros estudos, como os de Lorente Toledano, Laffond, Moreno e Dávila[67], realizados em Salamanca, Espanha, revelam reduções significativas da necessidade de medicação durante e após o tratamento de imunoterapia.

Tabela 9. Distribuição dos pacientes com asma persistente e imunoterapia sublingual de acordo com o uso de medicação de resgate

GRUPO STUDIO				GRUPO DE CONTROLO			
Medicação de emergência	SEM INÍCIO	% 1 ANO		SEM INÍCIO	% 1 ANO		
Não utiliza	0	0	37	84.1	0	0	41	46.6
Utilização	44	100	7	15.9	88	100	47	53.4
TOTAL	44	100	44	100	88	100	88	100

p < 0.05

Ao analisarmos a tabela 10 que mostra a distribuição dos doentes de acordo com o uso poupado de corticosteróides inalados, verificamos no grupo de estudo que a maioria dos doentes se encontrava na secção 3, com 28 casos a utilizarem a dose mínima de fluticasona para 63,6% e 4 asmáticos a utilizarem a dose máxima da mesma, para 9.Dois anos após o tratamento com imunoterapia sublingual contra ácaros, apenas 2 doentes permaneceram nas secções 1 e 2, com doses elevadas de esteróides inalados, para 2.No entanto, no grupo de controlo, na secção 4, de 18 doentes inicialmente (20,5%) passou-se para 23 (26,1%), recuperando apenas 5 casos que não usavam fluticasona spray, neste grupo não houve aumento de casos com dose máxima de medicação, 11 (12,5%) no início e a um ano 5 casos para 5,7%. Ao aplicarmos o teste de significância estatística, obtivemos resultados estatisticamente significativos.Comparativamente, estudos demonstraram que a imunoterapia sublingual também é utilizada em outras partes do mundo, como na Ásia, e em julho de 2010 foram publicados os resultados de um estudo clínico de fase I. Em julho de 2010 foram publicados os resultados de um estudo clínico de Fase I, realizado na China, que demonstrou a eficácia e segurança da imunoterapia sublingual com alergénios (Staloral® 300)[3] em adultos com asma causada por ácaros do pó da casa. Estudos semelhantes foram publicados por Ross e colegas que relataram uma redução dos marcadores de sintomas de asma e do uso de medicamentos.[66] Coincidindo com estes resultados podemos citar outros autores como Abramson e colegas,[5, 6, 7] Wilson DR, Torres Lima e Durham,[13, 14] Maurizio Marogna e colegas.[25]

Tabela 10. Distribuição dos doentes asmáticos persistentes e da imunoterapia sublingual de acordo com a preservação dos corticosteróides inalados

GRUPO STUDIO				GRUPO DE CONTROLO			
Poupar corticosteróides	SEM INÍCIO	% 1 ANO		SEM INÍCIO	% 1 ANO		
Ponto 1	4	9.1	1	2.3	11	12.5	5	5.7
N.º 2	5	11.4	1	2.3	23	26.1	15	17.1
N.º 3	28	63.6	5	11.4	36	40.9	45	51.1
N.º 4	7	15.9	37	84.0	18	20.5	23	26.1
TOTAL	44	100	44	100	88	100	88	100

$p < 0.05$

A Tabela 11 mostra a distribuição dos pacientes de acordo com os níveis de imunoglobulina E, no grupo de estudo inicialmente 24 dos pacientes apresentavam níveis adequados do anticorpo para 54,5%, e 20 casos (45,5%) apresentavam níveis adequados de imunoglobulina E para 54,5%, e 20 casos (45,5%) apresentavam níveis inadequados de imunoglobulina E para 54,5%.Um ano após o tratamento, apenas dois casos se juntaram ao grupo com níveis adequados de imunoglobulina E, com 26 doentes (59,1%) e 18 doentes com níveis inadequados (40,9%).No grupo de controlo, o comportamento desta variável é muito semelhante ao do grupo de estudo, com pouca variabilidade no início e ano de tratamento farmacológico. A análise do qui-quadrado não foi estatisticamente significativa. Quando comparamos os resultados obtidos com a bibliografia consultada, observamos que os níveis de anticorpos e especificamente de imunoglobulina E, não se alteram a curto prazo com a imunoterapia sublingual, mas sim com tratamentos de mais de três anos, assim podemos citar Maldonado e colaboradores34 , César Martín Bózzola27 , Wurcel V.24 e outros autores, que coincidem com os nossos resultados, do nosso ponto de vista no nosso estudo estes resultados correspondem ao curto período de tempo em que a alternativa terapêutica foi utilizada.

Tabela 11. Distribuição dos doentes asmáticos persistentes e da imunoterapia sublingual de acordo com os níveis de IgE

	GRUPO STUDIO				GRUPO DE CONTROLO			
Níveis de IgE	NÃO INÍCIO	% 1 ANO			NÃO INÍCIO	% 1 ANO		
Adequado	24	54.5	26	59.1	49	55.6	46	52.3
Inadequado	20	45.5	18	40.9	39	44.4	42	47.7
TOTAL	44	100	44	100	88	100	88	100

p > 0.05

Na tabela 12 relacionamos os eosinófilos nasais como um indicador da resposta inflamatória local, obtivemos que no início do estudo a maioria dos casos estava localizada no grupo com aumento do número de eosinófilos nasais para 23 pacientes o que representou 52,3 %, após 24 meses recebendo imunoterapia sublingual apenas 1 paciente permaneceu neste grupo para 2,3 %, passando para 40 casos que apresentaram redução do número de eosinófilos, para 90,9 %.No grupo de controlo houve uma diminuição do número de eosinófilos nasais, mas menos significativa, pelo que dos 21 casos (23,8 %) no início da investigação, 30 doentes foram adicionados ao grupo com número de eosinófilos na citologia nasal normal ou com redução da percentagem encontrada no início da investigação. O resultado foi estatisticamente significativo para ambos os grupos. Considera-se que a inflamação no paciente asmático é uma constante e acomete todas as vias aéreas, inclusive o nariz (GINA),19 e por isso consideramos de vital importância avaliar o comportamento da contagem de eosinófilos por esfregaço nasal em nosso estudo.Estudos realizados por Abramson, Puy e

Weiner,[6] em 2008 mostram resultados semelhantes aos obtidos em nosso estudo, com redução significativa dos eosinófilos nasais. Estudos que mediram os parâmetros de resposta inflamatória em doentes submetidos a imunoterapia sublingual foram realizados por Muñoz López e Pedemonte Marco[21], que verificaram que não houve alteração da eosinofilia nasal mas houve diminuição dos sintomas nasais e brônquicos nos grupos estudados, o que não coincide com os resultados obtidos no nosso estudo.

Tabela 12. Distribuição dos pacientes com asma persistente e imunoterapia sublingual de acordo com a resposta inflamatória local mediada por eosinófilos nasais

GRUPO STUDIO				GRUPO DE CONTROLO			
Eosinófilos nasais	SEM INÍCIO	% 1 ANO		SEM INÍCIO	% 1 ANO		
Redução	10	22.7	40	90.9	21	23.8	51	57.9
Manutenção	11	25.0	3	6.8	20	22.7	22	25.0
Aumentar	23	52.3	1	2.3	47	53.5	15	17.1
TOTAL	44	100	44	100	88	100	88	100

$$p < 0.05$$

A Tabela 13 mostra as reacções adversas à imunoterapia sublingual que ocorreram durante o curso da investigação no grupo de estudo; estas ocorreram em apenas 4 casos para 9,1 %, estas foram reacções adversas locais ligeiras, dadas por três casos com prurido. A administração oral e um caso de náusea desapareceram espontaneamente em 30 minutos e não exigiram alterações no regime de tratamento. Não se registaram reacções adversas sistémicas. O resultado foi estatisticamente significativo com $p < 0,05$. Resultados semelhantes foram publicados por vários autores, que relatam poucas reacções adversas com a aplicação da imunoterapia sublingual; não existem estudos que relatem reacções adversas sistémicas nesta variante de tratamento. Estão relacionados os trabalhos de Velarde Domínguez e Talavera Hernández,[1, 3, 4] Maurizio Marogna, Muñoz López e Pedemonte Marco, entre outros.[23-26, 44-47]

Tabela 13. Distribuição dos doentes com asma persistente e imunoterapia sublingual de acordo com as Reacções Adversas.

Reacções adversas	Não.	%
APRESENTAÇÕES	4	9.1
AUSENTES	40	90.9
TOTAL	44	100

p < 0.05

A tabela 14 mostra a evolução final dos pacientes: no grupo de estudo, 30 pacientes evoluíram favoravelmente (68,2 %) e no grupo de controlo 32 casos (36,4 %); com uma evolução desfavorável no grupo de estudo encontramos 14 casos que não cumpriram 6 ou mais dos critérios de eficácia estabelecidos, e no grupo de controlo mais de metade deles (68,2 %). 63,6 % apresentaram uma evolução desfavorável. Resultados estatisticamente significativos. Ao consultarmos a literatura, verificámos que em várias meta-análises e estudos duplamente cegos e controlados por placebo os resultados foram semelhantes, concluindo que a imunoterapia sublingual é uma alternativa eficaz no tratamento da asma brônquica, devido aos benefícios obtidos a curto e longo prazo; os efeitos emanam na diminuição da medicação de controlo e das exacerbações, diminuição do score de sintomas asmáticos, menos exacerbações, com diminuição das faltas. O tratamento é considerado um tratamento eficaz e viável que modifica o curso natural das doenças alérgicas . [23-27, 34, 40, 44, 46, 47, 50-53, 58]

Tabela 14. Distribuição dos doentes asmáticos persistentes e da imunoterapia sublingual de acordo com a evolução dos doentes

Evolução do pacientes	Grupo de estudo		Grupo de controlo	
	Não.	%	Não.	%
Favorável	30	68.2	32	36.4
Desfavorável	14	31.8	56	63.6
Total	44	100	88	100

p < 0.05

Os resultados da nossa investigação comprovam que a imunoterapia sublingual tem representado uma alternativa para o seguimento e controlo dos doentes asmáticos, surgindo como a melhor opção face à persistência do benefício clínico; há cerca de quinze anos atrás eram escassos os dados sobre o seu efeito duradouro, e hoje, graças à ciência, existem outras evidências que nos levam a considerá-la como uma ferramenta poderosa para enfrentar uma das doenças que, pela sua prevalência mundial, representa um verdadeiro desafio para a ciência médica. Conseguir um controlo atempado que garanta a qualidade de vida, de acordo com as necessidades de mudança de um mundo assediado por vários conflitos, motiva-nos a continuar a estudá-la em profundidade.

CONCLUSÕES

A investigação identificou variações favoráveis na eficácia da imunoterapia sublingual alergénio-específica com ácaros em doentes com asma persistente ligeira e moderada durante dois anos de tratamento, o que resultou numa redução dos sintomas, menos visitas ao serviço de urgência, menor utilização de medicação de resgate e de controlo e apenas reacções adversas locais, o que influenciou positivamente o controlo e a melhoria da qualidade de vida destes doentes.

RECOMENDAÇÕES

45

Continuação da investigação para identificar variações na eficácia a longo prazo da imunoterapia.

REFERÊNCIAS BIBLIOGRÁFICAS

Velarde Domínguez T, Talavera Hernández O, Sánchez Santa AJ, Madrigal Mendoza LF. Eficácia clínica e segurança da imunoterapia sublingual com extractos padronizados no tratamento da asma alérgica causada por dermatophagoides numa população pediátrica mexicana. Alergología Viltual [documento em linha] 2001 [citado em janeiro de 2024]; Disponível em: http://www.alergovirtual.org.ar/trabajoslibres/23.htm/2001/01/15/

2. - Hankin CS, Cox L, Lang D, Levin A, Gross G, Eavy G, Meltzer E, Burgoyne D, Bronstone A, Wang Z. Allergy immunotherapy among Medicaid-enrolled children with allegic rhinitis: Patterns of care, resource use, and costs. J Allergy Clin Immunol [artigo na Internet] 2008 [citado em janeiro de 2024]; 121: 227-32. Disponível em: https://pubmed.ncbi.nlm.nih.gov/18206509/

3.-Pepys J. Atopia, In: Gill P, Coombs RRA, Lachman PJ (eds) Clinical aspects of immunology [artigo na Internet] 1975 [citado em janeiro de 2024]; 8887-902 Blackwell Scientific. Disponível em: https://www.seaic.org/wp-content/uploads/2019/07/gell_coombs_clinical_immunology_1968_seaic.pdf

4.-Abramson MJ, Puy R M, Weiner JM. A imunoterapia específica para alergénios é eficaz na asma. A meta-analysis of randomized controlled trials. Am J Respir Care Med [artigo na Internet] 1995 [citado em janeiro de 2024]; 151:969- 974. Disponível em: https://pubmed.ncbi.nlm.nih.gov/7697274/

Abramson M J, Puy RM, Weiner JM. Imunoterapia específica para alergénios na asma. In the Cochrane Lybrary Review; issue 4: [livro online] 2010 [citado em janeiro de 2024]; Oxford. Disponível em: https://www.cochranelibrary.com/cdsr/doi/10.1002/14651858.CD001186.pub2/a bstract

Ishizaka K, Ishizaka T. Identificação de anticorpos gama-E como transportadores de anticorpos reagínicos. J Immunol [artigo na Internet] 1967 [citado em janeiro de 2024]; 99:1187. Disponível em: https://pubmed.ncbi.nlm.nih.gov/4168663/

7.-Águila de la Coba R. História da imunoterapia em Cuba. [Varadero 18 - 22 de abril de 2009]. Congreso Internacional Cuba Alergia 2009.

[citado em janeiro de 2024]. Disponível em:
https://uvscuba.sld.cu/detalles-del- resource/eventos/1022
8.-Pérez PML, García DA, Sabina DA, Vega GM, Macías CV.
Sensibilização a diferentes tipos de ácaros em pacientes adultos. Rev.
Cubana Med.

Internet] 2002 [citado em janeiro de 2024]; 41(2): 75-8. Disponível em:
http://scielo.sld.cu/scielo.php?script=sci_arttext&pid=S0034-
75232002000200002
9.-Duce Gracia DF. Testes epicutâneos para o diagnóstico de alergia.
Atlas de Alergia e Imunologia Clínica. [documento on-line] 2000 [citado
em janeiro de 2024]; VIII: 101-105. Disponível em:
https://www.cun.es/enfermedades- tratamientos/pruebas-
diagnosticas/pruebas-alergia-cutaneas.
10.- Rodríguez SO. Imunoterapia sublingual na rinite-alérgica e na asma
em crianças de 2 a 5 anos sensibilizadas aos ácaros. Rev. Allerg.
México. [artigo na Internet] 2008 [citado em janeiro de 2024];55(2):71-
75. Disponível em:
http://scielo.sld.cu/scielo.php?script=sci_arttext&pid=S1025-
028X2015000200005
11.- Rodríguez Santos O, Rodríguez VM. Asma brônquica em crianças.
Imunoterapia sublingual com Dermatophagoides pteronyssinus como
alternativa de tratamento. Ciencia Pediatrika. 2005; 25(6):18-21.
Disponível em: https://pesquisa.bvsalud.org/portal/resource/pt/ibc-041195
12-Wilson DR, Torres Lima M, Durham SR. Imunoterapia sublingual
para rinite alérgica. In: The Cochrane Library, Issue 3, [document online]
2010 [cited January 2024]. Oxford: Update Software. Disponível em:
https://www.cochranelibrary.com/cdsr/doi/10.1002/14651858.CD002893.p
ub2/a resumo
Wilson DR, Torres Lima M, Durham SR. Imunoterapia sublingual para
rinite alérgica. Em: The Cochrane Library Plus, Issue 4, [documento
online] 2006 [citado em janeiro de 2024]; Oxford. Disponível em:
https://www.cochranelibrary.com/es/
14.-Risci CD, Ardusso LRF. Prevalência de sensibilidade a
aeroalérgenos em Córdoba. Arch Arg Allergia Inmunol Clin [artigo na
Internet] 2003 [citado em janeiro de 2024];23(4):32-44.Available en:
http://scielo.sld.cu/scielo.php?script=sci_arttext&pid=S1025-
02552004000100008
15.-Lund L, Henmar H, Würtzen PA, Lund G, Hjortskov N, Larsen JN.

Comparação da alergenicidade e imunogenicidade de uma vacina de alergénio intacta e de produtos alergóides disponíveis no mercado para imunoterapia com pólen de bétula. Clin

Exp Allergy. [artigo na Internet] 2007 [citado em janeiro de 2024]; 37(4):56471. Disponível em: https://pubmed.ncbi.nlm.nih.gov/17430354/

16.-O'Hehir RE, Sandrini A, Anderson GP, Rolland JM. Sublingual allergen immunotherapy: immunological mechanisms and prospects for refined vaccine preparation. Curr Med Chem. [artigo na Internet] 2007 [citado em janeiro de 2024]. 14(21):223544.Disponível em: https://pubmed.ncbi.nlm.nih.gov/17896972/

17 - Doenças alérgicas: Epidemiologia e Alergia março. [documento em linha] 2007 [citado em janeiro de 2024]; Disponível em: http://www.scai.cl//

18.-Gina: Global strategy for the management and prevention of asthma. [Ontário; 2006:77-8. [Citado: 26 Dez 2010]. Disponível em: http://www.ginasthama.org.

19.-Stone AH, García CR, López GA, Barragán MM, Sánchez CG. Asma infantil: Diretrizes para o diagnóstico e tratamento. [documento em linha] 2005 [citado em janeiro de 2024];14(1) 2005; 18-36. Disponível em: https://www.medigraphic.com/pdfs/alergia/al-2005/al051d.pdf

20.-Muñoz LF, Pedemonte MC.Imunoterapia: Mecanismos de ação, indicações e benefícios. Protocolos diagnósticos e terapêuticos em Pediatria. Clinical Immunol. and Allerg. [artigo na Internet] 2005 [citado em janeiro de 2024];12(6);127-135. Disponível em: https://www.aeped.es/sites/default/files/documentos/06_inmunoterapia_es pecifi ca.pdf

Castro AR, Álvarez CM, Ronquillo DM, Rodríguez CJ, García GI, González LM, Enríquez DI, Labrada RA et al. Sensibilização a três espécies de ácaros em doentes alérgicos da zona costeira da cidade de Havana. Revista Alergia México [artigo na Internet] 2009 [citado em janeiro de 2024]; 56(2):31-35.Disponível em: https://www.researchgate.net/publication/239579191_Sensibilizacion_a_tr es_es

pecies_of_mite_in_allergic_patients_in_the_coastal_area_of_the_city Havana

22.-Bedolla BM, Hernández CD. Sensibilização a aeroalergénios em indivíduos com rinite alérgica que vivem na área metropolitana de

Guadalajara, México. Revista Alergia México [artigo na Internet] 2010 [citado em janeiro de 2010].

2024];57(2):50-56. Disponível em:
https://www.revistaalergia.mx/ojs/index.php/ram/article/view/634/1189
23.-Frew AJ. Imunoterapia sublingual. N Engl J Med. [artigo na Internet] 2008 [citado em janeiro de 2024]; 22 de maio; 358(21):2259-64. Disponível em: https://www.nejm.org/doi/full/10.1056/NEJMct0708337
24.-Wurcel V. Eficácia e segurança da imunoterapia no tratamento da asma e da alergia. Current Ambulatory Evid. [artigo na Internet] 2004 [citado em janeiro de 2024];7:186-187. Disponível em:
https://pesquisa.bvsalud.org/portal/resource/pt/lil-516188
Marogna M, et al. Sublingual immunotherapy for asthma and allergic rhinitis. JACI [artigo na Internet] 2010 [citado em janeiro de 2024]; 126:969-75. Disponível em:
https://flaviomaticorena.wordpress.com/2011/01/25/inmunoterapia-sublingual- para-asma-e-rinite-alérgica/
26.- Muñoz López C. Pedemonte Marco. Inmunoterapia: mecanismos de ação, indicações e benefícios: Imunologia clínica e alergologia. Protocolos diagnósticos e terapêuticos em pediatria. [documento em linha] 2006 [citado em janeiro de 2024]; 12: 127- 136. Disponível em:
https://dialnet.unirioja.es/servlet/libro?codigo=942586
27 - César Martín Bózzola. Imunoterapia das doenças alérgicas em Pediatria. Archivos de Alergia e Inmunología Clínica. [artigo na Internet] 2004 [citado em janeiro de 2024]; 35; 1:5-10. Disponível em:
https://www.researchgate.net/publication/270592172_Inmunoterapia_de_l as_en
fermedades_alergicas_en_Pediatria_In_immunotherapy_in_pediatric_alle rgic_diseases_dise ases
Weinstein MC, Stason WB. Foundations of cost-effectiveness analysis for health and medical practices [Fundamentos da análise custo-efetividade para práticas médicas e de saúde]. N Engl J Med [artigo na Internet] 1977 [citado em janeiro de 2024];296 (13):716-21. Disponível em: https://pubmed.ncbi.nlm.nih.gov/402576/
Weiss KB, Sullivan SD. The economic costs of asthma: a review and concetual model. Pharmacoeconomics [artigo na Internet] 1993 [citado em janeiro de 2024];4 (1):14-30. Disponível em:
https://pubmed.ncbi.nlm.nih.gov/10146965/
Carrol L. Action asthma: the occurrence and cost of asthma. West

Sussex, Reino Unido: Cambridge Medical Publications; [documento em linha] 1990. [citado 2024 janeiro 2024] Disponível em: https://www.immunology.theclinics.com/article/S0889-8561(05)70276-9/abstract 31.-Novak N, Bieber T, Allam J-P. Mecanismos imunológicos da imunoterapia sublingual específica para alergénios. Allergy [artigo na Internet] 2011 [citado em janeiro de 2024]; Disponível em: https://doi.10.1111/j.1398-9995.2010.02535.

32.-Novak N, Haberstok J, Bieber T, Allam JP. O privilégio imunitário da mucosa oral. Trends Mol Med [artigo na Internet] 2008 [citado em janeiro de 2024];14: 191-198. Disponível em: https://pubmed.ncbi.nlm.nih.gov/18396104/ 33.- Herrera Suárez A, Carreño Rolando IE, Camacho Sosa K, Santiesteban Álvarez E, Morales Fuentes MA. Santos. História e indicações da imunoterapia.Salud pública. [documento online] 2007 [citado em janeiro de 2024]; 49: 218-321. Disponível em: https://revmedicaelectronica.sld.cu/index.php/rme/article/view/3234/html_701 34.-Maldonado Pérez JA, et al. Inmunotherapy and asthma. Neumosur [artigo na Internet] 2006 [citado em janeiro de 2024]; 18, 4: 212-224. Disponível em: https://www.rev-esp-patol-torac.com/files/publicaciones/Revistas/2006/NS2006.18.4.A05.pdf

35.-Rodríguez AA, Cué MB. Comportamento da asma brônquica em Cuba e importância da prevenção de doenças alérgicas em bebés. Rev. Cubana Med. Integr [artigo na Internet] 2006 [citado em janeiro de 2024]; 22 (1). Available en: http://scielo.sld.cu/scielo.php?script=sci_arttext&pid=S0864-21252006000100013

Lyons AS, Petrucelli RJ. História da Medicina. [livro online] 1987 [citado em janeiro de 2024]; Barcelona: Ediciones Doyma. Disponível em: https://www.iberlibro.com/buscar-libro/titulo/historia-de-la-medicina/autor/lyons- albert-s-petrucelli-joseph/

37.-Sánchez de la Vega W, Sánchez de la Vega E. From Clinical Allergy to Molecular Allergology: A concise 100-year history. Archives of Allergy and Clinical Immunology. [artigo na Internet] 2007 [citado em janeiro de 2024]; 38(3): 91-106.Disponível em: http://adm.meducatium.com.ar/contenido/articulos/9400910106_620/pdf/94009 10106.pdf

38.-Díaz RA, Fabré ODE, Coutin MG, Gonzáles MT. Sensibilização aos ácaros. Relação com doenças atópicas em crianças em idade escolar

em San Antonio de los Baños. Rev. Alerg. Mex. [artigo na Internet] 2009 [citado em janeiro de 2024]; 56(3):80-5. Disponível em: https://www.researchgate.net/publication/267260571_Sensibilizacion_a_a caros
Relação_com_doenças_tópicas_nas_escolas_em_San_Antonio_de_lo_s _Banos

39.-Talesnik GE, Hoyos BR. Nova nomenclatura das doenças alérgicas. Sua aplicação na prática pediátrica. Revista chilena de pediatría. [artigo na Internet] 2006 [citado em janeiro de 2024]; 77 (3); 239-46. Disponível em: http://www.scielo.cl/scielo.php?script=sci_arttext&pid=S0370-41062006000300002

Labrada Rosado A. Desenvolvimento das primeiras vacinas padronizadas contra alergénios de ácaros para imunoterapia da asma em Cuba. [Tese on line]. Trabalho para a obtenção do grau científico de Dr. em Ciências da Saúde. Havana; 2008. [Citado: 18 Jan 2011]. Disponível em: http://tesis.repo.sld.cu/145.

41.-González M, Castro RL, Labrada A, Navarro B, Álvarez M, García I. Prevalência de sensibilização a três ácaros do pó doméstico na população infantil alérgica de um consultório médico na cidade de Havana, janeiro-abril de 2005. Rev Cubana Med Gen Integr [artigo na Internet] 2005 [citado em janeiro de 2024];21(1-2). Disponível em: http://www.infomed.cu

42.- Negrín Villavicencio JA. Asma Bronquial, Aspectos básicos para um tratamento integral segundo a etapa clínica. Havana: Editorial Ciencias Médicas; [livro online] 2004 [citado em janeiro de 2024]; 1:1. Disponível em: http://www.ecimed.sld.cu/2004/12/01/asma-bronquial-aspectos-basicos-para- un-tratamiento-integral-segun-la-etapa-clinica-primera-edicion/

43.-Dávila HJ, Alfaro CJ, Brenes DA. Guías para la detección diagnóstico y tratamiento del asma bronquial en la edad adulta y adulta mayor en el primer nivel de atención. San José, Costa Rica. Caja Costarricense del seguro social; [artigo na Internet] 2006 [citado em janeiro de 2024]; (1-12) 5-17. Disponível em: https://www.binasss.sa.cr/protocolos/asma.pdf

44.-Hernández UF, Castillo GJ, Cabello RF, Ayerbe GR, Sánchez Armengol MA, Ortega Ruíz F. Imunoterapia na asma brônquica sensível aos ácaros. Estudo de eficácia. Neumosur [artigo na Internet] 1993. [citado em janeiro de 2024]; vol.5, (2); setembro. Disponível em:

https://dialnet.unirioja.es/servlet/articulo?codigo=7419617
45.-Lockey RF, Nicoara-Kasti GL, Theodoropoulos DS, Bukantz SC. Reacções sistémicas e fatalidades associadas à imunoterapia com alergénios. Ann Allergy Asthma Immunol [artigo na Internet] 2001 [citado em janeiro de 2024], 87(suppl 1):47-55. Disponível em: https://pubmed.ncbi.nlm.nih.gov/11476476/
46.-Canonica GW, Passalacqua G. Noninjection routes for immunotherapy. J Allergy Clin Immunol [artigo na Internet] 2003 [citado em janeiro de 2024], 111:437-48. PubMed Abstract.at: https://pubmed.ncbi.nlm.nih.gov/12642818/
47-Wilson DR, Torres-Lima M, Durham S: Imunoterapia sublingual para a rinite alérgica: revisão sistemática e meta-análise. Allergy 2005, 60:4-12.
48.-Shekelle PG, Woolf SH, Eccles M, Grimshaw J: Clinical guidelines: developing guidelines. BMJ 1999, 318:593-96.
49-Wilson D, Torres-Lima M, Durham S: Imunoterapia sublingual para a rinite alérgica. Cochrane Database of Systematic Reviews [artigo na Internet] 2003 [citado em janeiro de 2024],(2):CD002893. Disponível em: https://doi.10.1002/14651858.CD002893
50.-Sopo SM, Macchiaolo M, Zorzi G, Tripodi S. Sublingual immunotherapy in asthma and rhinoconjunctivitis: systematic review of paediatric literature. Arch Dis Child [artigo na Internet] 2004 [citado em janeiro de 2024], 89:620-4. Disponível em: https://adc.bmj.com/content/89/7/620
51.-Olaguibel JM, Alvarez Puebla MJ. Eficácia da vacinação sublingual contra a alergia respiratória em crianças. Conclusões de uma meta-análise. J Investig Allergol Clin Immunol [artigo na Internet] 2005 [citado em janeiro de 2024], 15:9-16. Disponível em: https://pubmed.ncbi.nlm.nih.gov/15864877/
Penagos M, Compalati E, Tarantini F, Passalacqua G, Canonica GW. Eficácia da imunoterapia sublingual no tratamento da rinite alérgica em doentes pediátricos dos 3 aos 18 anos de idade: uma meta-análise de ensaios aleatorizados, controlados por placebo e em dupla ocultação. Ann Allergy Asthma Immunol [artigo na Internet].

2006 [citado em janeiro de 2024], 97:141-8. Disponível em: https://pubmed.ncbi.nlm.nih.gov/16937742/
Penagos M, Passalacqua G, Compalati E, Baena-Cagnani CE, Orozco S, Pedroza A, et al. Meta-análise da eficácia da imunoterapia sublingual

no tratamento da asma alérgica em pacientes pediátricos de 3 a 18 anos de idade. Chest [artigo na Internet] 2008 [citado em janeiro de 2024], 133:599-609. Disponível em: https://pubmed.ncbi.nlm.nih.gov/17951626/

54.-Roder E, Berger MY, de Groot H, van Wiik RG. Immunotherapy in children and adolescents with allergic rhinoconjunctivitis: a systematic review (Imunoterapia em crianças e adolescentes com rinoconjuntivite alérgica: uma revisão sistemática). Pediatr Allergy Immunol [artigo na Internet] 2008 [citado em Jan. 2024], 19:197-207. Disponível em: https://www.ncbi.nlm.nih.gov/books/NBK75661/

55.-Corrigan CJ, Kettner J, Doemer C, Cromwell O. Efficacy and safety of pre-seasonal specific immunotherapy with a six-herb pollen allergoid adsorbed on aluminium. Allergy. [artigo na Internet] 2005 [citado em janeiro de 2024]; The 60:801-807. Disponível em: http://www.scielo.org.mx/scielo.php?script=sci_arttext&pid=S2448-91902020000400309

56.-Lichtenstein LM, Marismeño DG. Eficácia e segurança do tratamento prolongado com alergóides de ambrósia. J Allergy Clin Immunol [artigo na Internet] 1981 [citado em janeiro de 2024]; 68:460-470. Disponível em: https://karger.com/kxn/article/4/2/58/824926/Inmunoterapia-con-alergenos-
para-doenças

57.-Potter PC. Update On sublingual Immunotherapy; Ann Allergy Clin Immunol [artigo na Internet] 2006 [citado em janeiro de 2024]; 96, No. 2; Suppl 1: S22. Disponível em: https://pubmed.ncbi.nlm.nih.gov/16496508/

Niederberger V, Horak F, Vrtala S, Spitzauer S, Krauth Montana, et al. A vacinação com alergénios geneticamente modificados previne a progressão da doença alérgica. Proc Natl Acad Sci USA. [artigo na Internet] 2004 [citado em janeiro de 2024]; The 101:14677-14682. Disponível em: https://www.elsevier.es/es-revista-allergologia-et-immunopathologia-105- articulo-genetics-allergy-13003901

59.-Gefter Massachusett, et al. Treatment of cat allergy with T-cell reactive peptides. J Respir Crit Care Med. [artigo na Internet] 1996 [citado em janeiro de 2024];154:1623-1628.Disponível em:
https://karger.com/kxn/article/4/2/58/824926/Inmunoterapia-con-alergenos- para-doenças

Marcucci F, Sensi L, Frati F, Senna GE, Canonica, GW, Parmiani S, Passalacqua G. Triptase sublingual e DBS em crianças tratadas com imunoterapia sublingual com pólen de gramíneas (SLIT): segurança e implicações imunológicas. Allergy [artigo na Internet] 2001 [citado em janeiro de 2024]; 56: 1091-5. Disponível em: https://pubmed.ncbi.nlm.nih.gov/11703225/

Drachenberg KJ, Wheeler AW, Stuebner P, Horak F. Allergy. [artigo na Internet] 2001 [citado em janeiro de 2024]; 56:498-505. Disponível em: https://pubmed.ncbi.nlm.nih.gov/11421893/

62.-Schroeder JT, Hamilton RG, Balcer-Whaley SL, Khattignavong AP, et al. Immunotherapy with a Toll-like ragweed recetor 9 agonist vaccine for allergic rhinitis. N Engl J Med. [artigo na Internet] 2006 [citado em Jan 2024]; The 355:1445-1455. Disponível em: https://www.nejm.org/doi/full/10.1056/NEJMoa052916

63.-Malling H, Weeke B. Immunotherapy Position paper of the European Academy of Allergology and Clinicals Immunology. Allergy [artigo na Internet] 1993 [citado em janeiro de 2024]; 48, suppl 14. Disponível em: https://hub.eaaci.org/resources/position-papers/

64.-Malling H-J. A imunoterapia como ferramenta eficaz no tratamento da alergia. Allergy [artigo na Internet] 2008 [citado em janeiro de 2024]; 53:461-472. Disponível em:https://acaai.org/allergies/management-treatment/allergy-immunotherapy/#:~:text=Overview,which%20the%20person%20is%20allergic. 65.-Bousquet J,Lockey RF, Malling H-J. Documento de posição da OMS: Allergenimunotherapy: Vacinas terapêuticas para doenças alérgicas. Allergy [artigo na Internet] 1998 [citado em janeiro de 2024]; 53:1-49. Disponível em: https://www.jacionline.org/article/S0091-6749(98)70271-4/fulltext

66.-Ross RN, Nelson HS, Finegold I. Effectiveness of specific immunotherapyin the treatment of asthma: a meta-analysis of prospective, randomized, double-blind, placebo-controlled studies. ClinTher [artigo na Internet] 2000; 22:329-341. Disponível em: https://pubmed.ncbi.nlm.nih.gov/10963287/

Lorente Toledano F, Laffond E, Moreno E, Dávila I. Vacinas terapêuticas na alergia respiratória: São eficazes? La Alergia Clin Exp. [artigo na Internet] 2006 [citado em janeiro de 2024]; El 22:34-54. Disponível em: https://www.cun.es/enfermedades-tratamientos/tratamientos/inmunoterapia- alergologia

68.-Pérez Martín J. Imunoterapia subcutânea alergénio-específica em

pacientes com asma e rinite alérgica. Siglo XXI. Revista Alergia México [artigo na Internet] 2009 [citado em janeiro de 2024]; 56(2):27-29. Disponível em:
http://www.scielo.org.mx/scielo.php?script=sci_arttext&pid=S2448-91902019000300301
Martínez Jiménez NE, Aguilar Ángeles D., Rojas Ramos E. Prevalência de sensibilização a Blomia tropicalis e Dermatophagoides pteronyssinus, farinae e siboney em pacientes com rinite ou asma alérgica (ou ambas) numa população da área metropolitana da Cidade do México. Revista Alergia México [artigo na Internet] 2010 [citado em janeiro de 2024]; 57(1):3-10. Disponível em:
https://www.imbiomed.com.mx/articulo.php?id=62119
70 - Ferrer Alemán E. Imunoterapia subcutânea com ácaros em pacientes alérgicos. [Tese] Trabalho para optar pelo título de especialista de primeiro grau em Alergologia. Santiago de Cuba: Instituto Superior de Ciências Médicas; 2011.

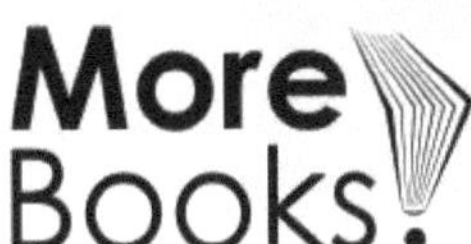

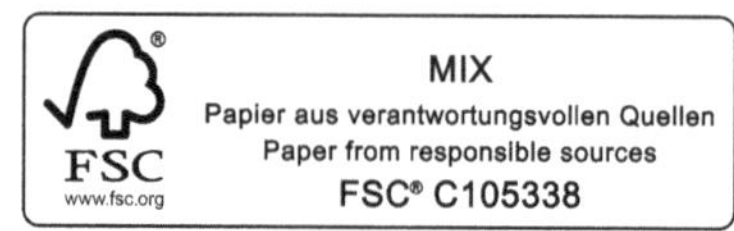

Printed by Books on Demand GmbH, Norderstedt / Germany